U0338520

高血脂怎么吃

随身查

张明 编著

天津出版传媒集团

天津科学技术出版社

图书在版编目（CIP）数据

高血脂怎么吃随身查/张明编著. —天津：天津科学技术出版社，
2013.6（2024.4 重印）

ISBN 978-7-5308-7967-2

Ⅰ.①高… Ⅱ.①张… Ⅲ.①高血脂病-食物疗法 Ⅳ.① R247.1

中国版本图书馆 CIP 数据核字（2013）第 125961 号

高血脂怎么吃随身查

GAOXUEZHI ZENMECHI SUISHENCHA

策划编辑：杨　譞

责任编辑：孟祥刚

责任印制：兰　毅

出　　版： 天津出版传媒集团
　　　　　 天津科学技术出版社

地　　址：天津市西康路 35 号

邮　　编：300051

电　　话：（022）23332490

网　　址：www.tjkjcbs.com.cn

发　　行：新华书店经销

印　　刷：三河市万龙印装有限公司

开本 880×1230　1/64　印张 5　字数 280 000

2024 年 4 月第 1 版第 2 次印刷

定价：58.00 元

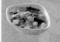

　　高血脂正在侵袭现代人的健康。高血脂被称为"隐形杀手"，它对身体的损害不易被觉察，但人类十大死因中就有四种疾病与其有关。更可怕的是，血脂值过高还会引起中风、心血管疾病、动脉粥样硬化等一系列并发症。所以，除了致命以外，身患高血脂还会让人们的生活品质大打折扣。

　　目前，关于高血脂的各种预防知识在不断普及，医疗技术也比较发达，能够帮助患者较好地控制高血脂，但是每年患高血脂的人数依然在增加，症状不断加重的患者也为数不少。这是为什么呢？过大的工作压力、快节奏的现代生活，让人们习惯了不规律的饮食，经常饥一顿饱一顿，或者吃一些高热量的快餐。在有机会享受大餐的时候，又往往贪求口舌之欲，不注意营养和健康，只图大快朵颐。饮食不规律、饮食结构不合理正是导致高血脂的罪魁祸首。不会吃，让很多人"吃"出了高血脂。

　　对高血脂患者而言，病情的控制不仅需要医护人员的指导，更需要自己和家人的配合；药物的治疗不可忽视，知道怎么吃尤为重要。这就需要患者在生活的各个方面，尤其是饮食上格外注意和留神，进行良好的自我管理

1

和自我检测。但若没有丰富的相关知识，可能一时疏忽就吃错了，血脂值当然不会降低。也有些患者草木皆兵，什么都不敢吃，让自己的饮食单调乏味。想要战胜高血脂，必须进行合理的饮食控制，必须知道吃什么、怎么吃。本书正是高血脂护理专家根据自身多年的高血脂研究和护理经验，根据患者的需要，对患者进行的详细指导。书中先系统介绍了关于高血脂的基本知识，又提出了防治高血脂的2大营养攻略及战胜高血脂的4大饮食技巧。接着，针对经常困扰患者的一些常见食疗问题予以解答，对一些错误的饮食观念予以澄清。详细介绍56种可降脂食材和64道美味佳肴，让高血脂患者能够吃出健康。

　　健康是人的基本权利，是幸福快乐的基础。让我们一起翻开本书，来了解"降脂密码"，"吃"掉高血脂，吃出好身体。

第一章　认识高血脂的3个关键词

目
录

第四章　高血脂食疗的11个问题

第五章　可降脂的56种食材

第六章　64道为高血脂患者特制的美味佳肴

第一章

认识高血脂的3个关键词

虽然患有高血脂病的人越来越多，但是并不是每一个人都清楚地了解高血脂。高血脂究竟是一种什么病？高血脂的危害有哪些？哪些人容易得高血脂？如何检查自己是否得了高血脂？

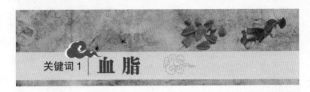

关键词1 | 血 脂

高血脂就是由于人体内的血脂过高而形成的疾病，可见血脂升高是诱发高血脂病的主要原因，关于血脂的知识我们需要了解哪些呢？

什么是血脂

血脂，又称脂质，是血液中所含脂类物质的总称，主要包括胆固醇、胆固醇脂、甘油三酯（或称三酰甘油）、磷脂以及游离脂肪酸等，其中胆固醇和甘油三酯是主要成分。

血脂的来源

血脂的来源有两部分，一部分来自富含胆固醇的食物，如蛋黄、奶油、脑组织、动物内脏（尤其是肝脏）以及脂肪丰富的鱼肉类，被称为外源性血脂；另一部分是由自身体内合成，称为内源性血脂。这两种来源的血脂是可以相互制约的。正常情况下，当摄入食物中的脂肪、胆固醇含量增高时，

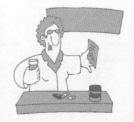

肠道吸收增加，血脂浓度上升，同时肝脏的合成受抑制。相反的，当限制摄入时，肝脏合成将加速，同时清除也加速，最终血脂浓度保持相对平衡。但是当肝脏代谢紊乱时，就不能够正常地调节脂质代谢，如果继续进食高脂食物，必然会导致血脂浓度持续增高，形成高血脂。久之，则会造成血管系统及其他脏器的严重病变。

血脂值判断高血脂

血脂值应该保持在合理的范围内，一旦过高就会引起高脂血症。通过对血脂值的测量可以判断是否患有高脂血症。

血脂的控制标准

下面的表格清晰明确地分析了血脂的正常值与异常值，可以看出血脂的异常是一个很细微的问题，可是引起的疾病却不容忽视，所以对于血脂数值我们应该经常关注与测量。以防疾病的发生或是对于疾病的治疗进行量的阶段分析。

血脂异常分析参考值表			
测定项目	毫摩尔 / 升	毫克 / 分升	临床意义
总胆固醇	<5.2	<200	合适
	5.2~ 6.2	200~240	临界升高
	≥ 6.2	≥ 240	升高

测定项目	毫摩尔／升	毫克／分升	临床意义
三酸甘油酯	<1.7	<150	合适
	1.7~2.3	150~200	临界升高
	2.3~5.5	200~500	升高
	≥5.5	≥500	非常高
低密度脂蛋白	<2.6	<100	最合适
	2.6~3.4	100~130	合适
	3.4~4.1	130~160	临界升高
	4.1~5.0	160~190	升高
	≥5.0	≥190	非常高
高密度脂蛋白	<1.0	<40	低
	>1.6	>60	高

✔ 血脂的检测方法

血脂检测需要对总胆固醇、甘油三酯、低密度脂蛋白与高密度脂蛋白都进行检测。

（1）总胆固醇（TC）

正常参考值：2.8~6.2毫摩尔／升（110~240毫克／分升）。

增高：常见于动脉粥样硬化、肾病综合征、胆管阻塞、糖尿病、黏液性水肿、高血脂等。

降低：常见于恶性贫血、溶血性贫血、甲状腺功能亢进、营养不良等。

（2）甘油三酯（TG）

正常参考值：0.23~1.24毫摩尔／升（20~110毫克／分升）。

增高：常见于动脉粥样硬化、肥胖症、严重糖尿病、肾病综合征、胰腺炎、迁延性肝炎、脂肪肝、糖原累积病、高血脂等。

降低：常见于甲状腺功能亢进、肝功能严重低下、恶病质等。

（3）低密度脂蛋白（LDL）

正常参考值：1.9~3.5毫摩尔／升（73~135毫克／分升）。

增高：常见于心脑血管疾病，亦见于甲状腺功能减低、肾病综合征、肝脏疾病、糖尿病等。

降低：则要警惕脑卒中的发病危险。

（4）高密度脂蛋白（HDL）

正常参考值：1.0~1.93毫摩尔／升（＞40毫克／分升）。

临床意义：现已证实HDL是一种抗动脉粥样硬化的脂蛋白、冠心病的保护因子，其含量与动脉狭窄程度呈显著负相关，在估计心血管的危险因素中其临床意义比总胆固醇和甘油三酯重要。

增高：可使发生动脉粥样硬化的危险度降低。

降低：常见于脑血管病、冠心病，高甘油三酯血症、吸烟、糖尿病等可使动脉硬化的危险度增高。

（5）血脂异常分析

血脂异常是指总胆固醇（TC）、甘油三酯（TG）、低密度脂蛋白（LDL）三者增高和高密度脂蛋白（HDL）低下。血脂异常是引起心脑血管疾病的重要因素，而低密度脂蛋白升高是导致冠心病的主要原因。

如何控制血脂

高脂血症主要是体内的血脂过高，即血液中脂肪与胆固醇含量过高，而脂肪与胆固醇最主要的来源是食物，所以应该注意饮食，多食用高纤维、高蛋白、低脂肪、低胆固醇的食物，从根本上控制血脂。另外运动与作息也可以影响到身体的分泌与代谢，多参加体育运动，注意休息与睡眠，将血脂保持在一定范围内。

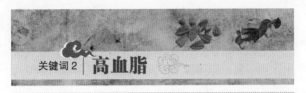

关键词2 | **高血脂**

近年来，高血脂的并发症越来越多，而且患病比例也在逐年上涨，因为高血脂所引发的中风、心血管疾病直接威胁人们的健康与生命。高血脂与高血压、高血糖一起被称为"三高"，越来越受到人们的关注。

什么是高血脂

由于各种原因引起的血清中的胆固醇或甘油三酯水平升高所产生的疾病就是高脂血症，通俗地称为高血脂。

血脂，又称脂质，是血液中所含脂类物质的总称，主要包括胆固醇、胆固醇脂、甘油三酯（或三酰甘油）、磷脂以及游离脂肪酸等，其中胆固醇和甘油三酯是主要成分。

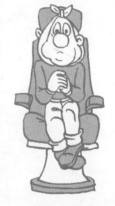

血脂中脂质含量只是全身脂质含量的一小部分，但是却是人体所必需的物质，具有至关重要的生理功能。血脂成分由载脂蛋白运转，载脂蛋白的氨基酸数目、

分子量、血浆浓度、所载的脂质、合成的部位不相同，其主要功能也不同。

血脂不溶于水，与蛋白质结合成脂蛋白，在血液中循环运转。胆固醇又分为低密度脂蛋白胆固醇与高密度脂蛋白胆固醇。

高密度脂蛋白胆固醇可以看成血液中的"好分子"，低密度脂蛋白胆固醇过高会引起高脂血症，堪称血液中的"坏分子"

✦ 高血脂是如何形成的

由于高脂血症患者的病因很多，目前医学界也不能完全解释清楚，目前得到证实与确定的主要有 3 个方面的因素：

（1）**遗传因素**

一小部分的人会因为家族性高脂血症遗传而得。其余大部分都是在后天所形成的。

（2）**饮食因素**

饮食因素是引起高脂血症的常见原因，绝大多数高血脂患者都是由于日常生活中对于饮食问题的疏忽或是错误的饮食方式而导致体内血脂过高，从而产生疾病。比如人们摄取高脂肪、高热量的饮食太多，平时又缺乏运动，生活无规律，导致肥胖，引起血黏度、甘油三酯和胆固醇升高。

（3）内分泌或代谢因素

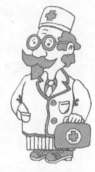

由于血液中糖、脂肪、胆固醇、蛋白质代谢紊乱，体内毒素增多，肝脏的解毒功能严重受损、心脏供血无力、血路不畅，直至导致血液中的胆固醇与脂肪含量过高形成高血脂，并伴有高血压、高血糖、高血黏等一系列疾病。近年来高血脂在世界范围内疾速流行，从它的患病率变化趋势来看，形势不容乐观，被公认为全世界的三大疾病之一。

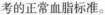

高血脂的几种类型

国际上对于正常血脂指数还没有统一的标准，不同时期、不同地区的标准都不一样。参照国际标准，结合我国居民的实际身体素质，制订出供我国人民参考的正常血脂标准。

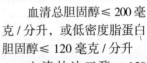

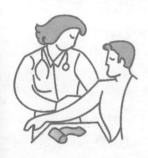

血清总胆固醇 ≤ 200毫克/分升，或低密度脂蛋白胆固醇 ≤ 120毫克/分升

血清甘油三酯 ≤ 150毫克/分升

高密度脂蛋白胆固醇 ≥ 35毫克/分升

当血脂的第一、第二项（兼有第三项或不兼有第三项）异常时，需要在 2 到 3 周后复查，如果还是超出上述标准，就可确诊为高血脂。

（1）从临床上将高血脂分为四种类型

高胆固醇血症——血清胆固醇水平增高；

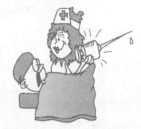

混合型高血脂症——血清胆固醇和甘油三酯水平都增高；

高甘油三酯血症——血清甘油三酯水平增高；

低高密度脂蛋白血症——血清高密度脂蛋白水平降低。

目前医学上倾向于用"血脂异常"这个概念替代"高脂血症"是因为上述的"低高密度脂蛋白血症"这一病症中的高密度脂蛋白是"降低"而不是"升高"。

（2）从病因上将高血脂分为两类

原发性高脂血症——由遗传因子决定的；

继发性高脂血症——通常见到的病因是糖尿病、甲状腺功能低下、肾病综合征等。

哪些人易得高血脂

研究调查发现以下几种人易患高血脂：

有少数高血脂患者是患有高血脂家族病史的人；

大部分高血脂患者都是肥胖者；中老年人及绝经后的妇女很容易得高血脂；35岁以上经常高脂、高糖饮食者也会有得高血脂的危险；有些高血脂患者是由于生活习惯不良而导致的疾病，比如长期吸烟、酗酒者、不经常运动者；患有糖尿病、高血压、脂肪肝的病人，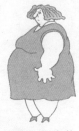
生活没有规律、情绪容易激动，精神长期处于紧张状态，甲状腺功能减退的人，都很容易得高血脂。

🍂 高血脂的主要症状

高血脂的症状比较明显，人们通过自我检查就可以发现，当身体开始出现以下症状时就要开始留意是不是患了高血脂。

（1）关节疼痛

患有家族性高胆固醇血症时，如果胆固醇过量会引发关节疼痛。主要是因为过多的胆固醇形成"黄色瘤"肿块，出现在关节里，引起关节疼痛。

（2）背部疼痛

饭后2小时左右背部疼痛，有可能是胰腺炎。由于血中中性脂肪不断地升高，胰腺位于胃的后方，饭后食物到达十二指肠时，胰腺的分泌功能最旺盛，所以胰腺炎容易发生在饭后2小时，表现为左上腹痛或背部疼痛。

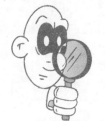

（3）黄色瘤

出现在眼睑部，是眼周围的一种黄色瘤斑称为眼睑黄色瘤；发生在肌腱称为肌腱黄色瘤。发生在皮下组织的黄色瘤通常出现在皮肤受凉处。

（4）老年环

眼角膜上出现典型的老年环，形状像鸽子的眼睛，常在40岁以前发生，所以老年人要是有老年环并不一定是高血脂，但是年轻人要是出现老年环，就可能患有高脂血症。

（5）动脉粥样硬化

大部分病人在40岁以前就会有心绞痛等动脉粥样硬化的表现。

"无症状"时期的自我识别

高血脂与高血压、高血糖，并称为"三高"，足以说明高脂血症的发病率的普遍性。一旦身体上出现了以下症状，就需要引起重视了，一定要去医院检测自己的血脂水平：

早晨起床后感觉头脑不清醒，早餐后好转，午后极易犯困，夜晚很清醒；经常感觉头昏脑涨，有时与人谈话的过程中都容易睡着；中老年妇女的眼睑上出现淡黄色的小皮疹，刚开始时为米粒大小，略高出皮肤，严重时布满整个眼睑；腿肚经常抽筋，并时常感到刺痛，这是胆固醇积聚在腿部肌肉中的表现；短时间内在面部、手部出现较多黑斑（斑块比老年斑稍微大一些，颜色较深）；记忆力及反应力明显减退，看东西会时不时地感到模糊，这是因为血液变黏稠，流速减慢，使视神经或视网膜暂时性缺血。

❥ 高血脂的诊断标准

目前，国内高血脂的诊断一般以成年人空腹血清总胆固醇超过 5.72 毫摩尔／升，三酰甘油超过 1.70 毫摩尔／升，作为诊断高血脂的指标。将总胆固醇在 5.2 ～ 5.7 毫摩尔／升者称为边缘性升高。

根据血清总胆固醇、三酰甘油和高密度脂蛋白胆固醇的测定结果，通常将高脂血症分为以下四种类型：

（1）高胆固醇血症

血清总胆固醇含量增高，超过 5.72 毫摩尔／升，而三酰甘油含量正常，即三酰甘油低于 1.70 毫摩尔／升。

（2）高三酰甘油血症

血清三酰甘油含量增高，超过 1.70 毫摩尔／升，而总胆固醇含量正常，即总胆固醇低于 5.72 毫摩尔／升。

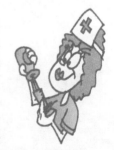

（3）混合型高脂血症

血清总胆固醇和三酰甘油含量均增高，即总胆固醇超过 5.2 毫摩尔／升，三酰甘油超过 1.0 毫摩尔／升。

（4）低高密度脂蛋白血症

血清高密度脂蛋白—胆固醇（HDL—胆固醇）含量降低，低于 0.90 毫摩尔／升。

高血脂的有效防治

在总结了大量的临床经验后，专家建议，预防高血脂的发生应"从娃娃抓起"，因为很多容易引起血脂升高的不良生活习惯都是在儿童时期养成的。具体的做法是，首先，对血脂增高的饮食防治，应掌握"五低"原则，即热能低、总脂肪低和脂肪酸低、胆固醇低和食盐量低。即应避免过食、偏食，少吃冰激凌、巧克力、甜食及其他高脂肪、高能量、高胆固醇的食物。其次，在生活中，进行适当的体力锻炼，坚持良好的作息制度。对于一些易引起血脂升高的内分泌和代谢性疾病也要尽量在早期发现，以便及时治疗。治疗高脂血症应该掌握并实施以下几种方法。

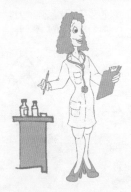

（1）科学知识教育

要想治疗高血脂，首先就应当对高血脂知识进行全方位的了解，所谓"知己知彼，百战不殆"。只有清楚地学习并掌握了高血脂的相关知识，才能够对症下药，进行合理的治疗，从而达到事半功倍的效果。

（2）原发病的积极治疗

对于某些内分泌或代谢因素所致的血脂异常，如甲状腺功能减退所引起的高血脂，应该在医生的指导下，配合医生积极治疗原发疾病并搭配降血脂药物，纠正脂质代谢紊乱，预防血脂的升高。

（3）饮食治疗

实验证明，大多数的高血脂都是由于饮食因素引起的，要防治高血脂，最关键的就是要从饮食入手，纠正导致血脂升高的不合理的饮食行为，掌握合理有效的饮食方法，在吃的过程中轻松防治高血脂。

高血脂的治疗应该遵从以下 5 个方面：

①热量供应要适宜

人体需要从饮食中获取热量来维持生命活动，从饮食中获取的热量除了维持人体的正常生理功能外，大部分会转变成热能消耗，人体每天对热量的摄取与消耗应保持平衡。也就是说从饮食中获取的热能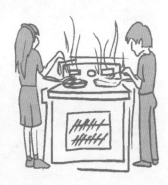

一定要适度。热能如果供过于求就会储存起来。而热能的主要储存形式就是人体的脂肪。如果食物中含糖量过多，除了被人体消耗掉的量外，剩余的量就会通过影响胰岛素分泌等多种途径，加速肝脏低密度脂蛋白的合成，使人体的代谢向着脂肪合成的方向进行，血液中的甘油三酯就会升高，从而导致高脂血症的形成。

②减少动物脂肪和胆固醇的摄取

假如一个人的饮食中动物脂肪与胆固醇摄入过量，则会直接升高血液中的血脂，形成高脂血症。这是因为动物的脂肪酸和胆固醇成分和人类相接近，很容易被人体消化吸收利用。

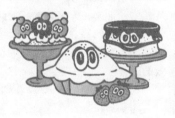

③多吃水果与蔬菜

水果与蔬菜中含有极少量甘油、脂肪酸，但是维生素与纤维素的含量却很丰富，可降低血液中胆固醇含量，预防高血脂疾病的发生。其中，维生素C可促进胆固醇降解，转为胆汁酸，使血清总胆固醇水平下降；同时，增加脂蛋白脂酶的活性，加速血清极低密度脂蛋白及甘油三酯降解，从而降低血清甘油三酯（TG）水平。同时维生素C又是一种重要的生理性抗

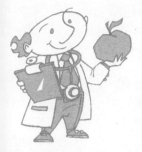

氧化物，能够减少动脉粥样硬化（CHD）的形成。维生素 E 可延缓动脉粥样硬化病变的形成；维生素 E 影响并参与胆固醇分解代谢的酶的活性，有利于胆固醇在体内的转运与体外的排泄。水果与蔬菜中的微量元素也有助于降低血液中的血脂水平。水果与蔬菜对于降低血脂的作用明显，在日常生活中应当多食用，从而预防与治疗高脂血症。

④合理的运动作息治疗

运动和体力活动，可以使高血脂患者血清低密度脂蛋白、极低密度脂蛋白和甘油三酯水平明显下降，并可以有效地提高血清高密度脂蛋白水平。因此，对于大多数由于饮食因素所致的高血脂患者，经常进行一些体育锻炼，比如做操、打太极拳、散步、慢跑、打羽毛球等活动维持理想的体重，对于防治高脂血症有着重要作用。

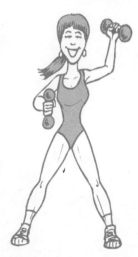

充足的睡眠与高质量的休息可以缓解人体疲劳，加速体内代谢功能，从而有助于降低血脂，达到预防与治疗的作用。

⑤心理治疗

很多高脂血症患者在得知自己患有高脂血症后会心情沮丧，消极被动，对于治疗抱有悲观的想法。其实正确对待疾病，保持心情愉悦，拥有积极乐观的态度才能够更好地与高脂血症抗争，有助于取得好的治疗效果。

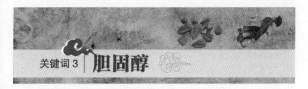

关键词3 **胆固醇**

> 胆固醇升高就会引发高血脂，高胆固醇、高血脂正在无声无息地危害人们心血管的健康。
>
> 对于胆固醇一定要进行合理控制，使其水平维持在一定的范围内。

什么是胆固醇

胆固醇又称胆甾醇。一种环戊烷多氢菲的衍生物。早在18世纪人们已从胆石中发现了胆固醇，1816年化学家本歇尔将这种具脂类性质的物质命名为胆固醇。胆固醇广泛存在于动物体内，尤以脑及神经组织中最为丰富，在肾、脾、皮肤、肝和胆汁中含量也高。其溶解性与脂肪类似，不溶于水，易溶于乙醚、氯仿等溶剂。

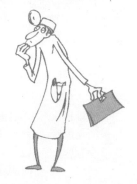

胆固醇是动物组织细胞所不可缺少的重要物质，它不仅参与形成细胞膜而且是合成胆汁酸与维生素D以及甾体激素的原料。

血中的胆固醇由脂蛋白运转，其中高密度脂蛋白胆固醇对心血管有保护作用，通常称之为"好胆固醇"，而低密度脂蛋白胆固醇则与冠心病的危险性增加有关，通常称之为"坏胆固醇"。血液中胆固醇含量每分升在 140 ~ 199 毫克之间，是比较正常的胆固醇水平。

胆固醇的控制标准

胆固醇具有构成细胞膜，产生胆酸，合成激素等生理作用。

（1）构成细胞膜

胆固醇是构成细胞膜的重要组成成分。细胞膜包围在人体每一细胞外，胆固醇为它的基本组成成分，占质膜脂类的 20% 以上。有人曾发现给动物喂食缺乏胆固醇的食物，结果这些动物的红细胞脆性增加，容易引起细胞的破裂。研究表明，温度高时，胆固醇能阻止双分子层的无序化；温度低时又可干扰其有序化，阻止液晶的形成，保持其流动性。因此，可以想象要是没有胆固醇，细胞就无法维持正常的生理功能，生命也将终止。

（2）形成胆酸

胆汁产于肝脏而储存于胆囊内，经释放进入小肠与被消化的脂肪混合。胆汁的功能是将大颗粒的脂肪变成小颗粒，使其易于与小肠中的酶作用。在小肠尾部，85% ~ 95% 的胆汁被重新吸收入血，肝脏重新吸收胆酸使之不断循环，剩余的胆汁（5% ~ 15%）随粪便排出体外。肝脏需产生新的胆酸来弥补这 5% ~ 15% 的损失，此时就需要胆固醇。

（3）合成激素

激素是协调多细胞机体中不同细胞代谢作用的化学信使，参与机体内各种物质的代谢，包括糖、蛋白质、脂肪、水、电解质和矿物质等的代谢，对维持人体正常的生理功能十分重要。人体的肾上腺皮质和性腺所释放的各种激素，如皮质醇、醛固酮、睾丸酮、雌二醇以及维生素 D 都属于类固醇激素，其前体物质就是胆固醇。

胆固醇不可过高也不可过低

正常成人血液中胆固醇含量变化比较大，正常参考值是 2.82 ~ 5.95 毫摩尔 / 升。世界上大多数心脑血管病专家认为：血中胆固醇含量在此范围内的人，冠心病发病率低，健康状况良好，较少死于心血管病，预期寿命较长。

如果胆固醇浓度高于这个范围，就会导致高胆固醇血症，对机体产生不利的影响。

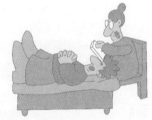

早在 18 世纪初，人们就从胆囊的结石中提

炼出了胆固醇，以后又发现它广泛存在于人体的许多组织器官和血液中。通过进一步研究，发现人体动脉粥样硬化斑块中的胆固醇含量尤其高。大量的临床与实验证明，胆固醇在血管壁上的沉积过多，会导致动脉粥样硬化，从而引发冠心病、脑动脉硬化、脑梗塞、心肌梗死、中风等心脑血管疾病，严重威胁着人类的健康。

但是胆固醇也不是越低越好，当血中胆固醇水平长期过低，就会产生许多疾病，如尿道感染、菌血症、神经系统感染等。甚至患上营养不良、后天免疫不良症候群、肝癌、胃癌、消化道癌症等疾病，所造成的死亡率也会增加。

☙ 胆固醇的来源

胆固醇的来源有两种，一种是从饮食中获得，另一种是由体内自己合成。后者是胆固醇来源的主要途径。人体每天可自行合成 1 克左右的胆固醇，而从食物中摄取的胆固醇数量并不多。从饮食中获取的胆固醇主要来自动物内脏、奶油、蛋黄以及动物性食品。人体的胆固醇在不断生成的同时，也在不断消耗，这样就避免了过量胆固醇在体内的积蓄，造成危害。

☙ 理想的总胆固醇水平

正常成年人，理想的血清胆固醇水平低于 2.5 毫摩尔 / 升。

第二章

防治高血脂的2大营养攻略

脂肪、蛋白质与糖类是人体必需的能量物质，它们主要是从食物中摄取，所以应该合理地选择食物。人体还需要营养素与微量元素，高血脂患者就更应该注意它们的摄取。

攻略 1 合理摄取 3 大营养成分，保持营养均衡

脂肪、蛋白质与糖类是人体必需的三大营养成分，人体通过摄取脂肪、蛋白质、糖类来满足生命活动所需要的热量与能量，但是这三种营养成分并不是摄取得越多越好，尤其是高血脂患者，更应该合理摄取，以保持营养的均衡。

脂肪

脂肪是人体不可缺少的能量来源，平时储备在脂肪组织中，不释放能量。在饥饿或血中葡萄糖浓度过低时，才将其能量释放出来，供机体利用。1 克脂肪可产生 38 千焦能量，是糖类和蛋白质的 2 倍以上。

因为脂肪是人体进行生命活动的主要来源之一，以前人们传统观念认为，脂肪摄取越多越好，但是近几年研究发现，脂肪并不是进食越多越好，尤其是高血脂患者，更应该控制脂肪的摄取量，原因有以下几点：

影响蛋白质及碳水化合物的摄入量。脂肪摄入增多，必然减少蛋白质及碳水化合物的摄取，而脂肪转化为糖的比例低，所以易发生低血糖。

脂肪的摄入量与动脉粥样硬化的发生发展有着密切关系。由此看来，高血脂患者必须控制脂肪的摄入

量，尤其肥胖的高血脂患者更应严格限制，每日总量不得超过 40 克（包括主食与副食中所含的脂肪）。消瘦患者，由于碳水化合物限量，热量供应受到影响，可以适当增加脂肪摄入量，一般可控制在每日 50 克左右。一般糖尿病患者，每日脂肪摄入量可占总摄入量的 20%～30%，即每日 40～60 克，而且最好增大植物脂肪的比例。

对高血脂患者来说，脂肪过多并不是一件好事，高血脂患者应减少脂肪的摄入，一般不宜超过每日每千克体重 1 克。但是，这并不是说脂肪摄入越少越好，因为：

脂肪是人体结构的重要材料。体内脂肪组织有保护和固定内脏器官的作用，当受到外力冲击时，脂肪起缓冲作用。

皮下脂肪可以滋润皮肤，并防止体温的过度耗散。

维生素 A、维生素 D、维生素 E 等的吸收，必须要有脂肪的参与。如果肠道内作为食物的脂肪太少甚至没有，会造成这些维生素吸收障碍，导致维生素缺乏。

必需脂肪酸是细胞的重要成分，

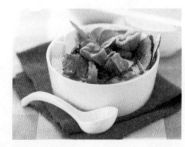

缺乏时可影响细胞的更新。

脂肪中的胆固醇在人体也有不可缺少的功能。

脂肪作为机体的能量贮备，分解时产生的热量大，是某些情况下人体不可缺少的能量来源。

脂肪还能改善食物的味道，增加饱腹感，减少食量。

因此，高血脂患者要少吃脂肪，但是不是说越少越好，而应该是摄取一定量的脂肪，一般脂肪的日摄入量应占总热量20%～35%，有时候甚至更低，若按千克体重计算，不宜超过1克/千克。因为如果摄取的脂肪量过多，进入体内脂肪就会过多，脂肪在体内沉积，导致血液中的胆固醇与脂肪的含量过多，从而产生高血脂，也会引发中风、心血管疾病以及动脉粥样硬化等疾病，对人体的健康与生命造成极大威胁。而伴有肥胖症的高血脂患者就更应该严格限制脂肪的摄入，每日不宜超过40克。消瘦患者由于碳水化合物限量，热量来源不足，可相应提高脂肪摄入量。脂肪日用量100克为高脂肪饮食，50克为低脂肪饮食。为预防动脉硬化，最好选用植物油，忌用胆固醇高的动物脂肪。

蛋白质

蛋白质可分为动物性蛋白质和植物性蛋白质两种。动物性蛋白质是指肉类、蛋类、鱼类或这些食物的加工食品中所含的蛋白质，植物性蛋白质则指豆类

等植物及其加工食品中所
含的蛋白质。蛋白质对于
人体非常重要。这是因为：

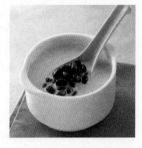

蛋白质是人体细胞、
各组织的重要组成成分，
对人体的生长发育、组织
的修复、细胞的更新等，
都起着极为重要的作用。

蛋白质是人体内酶、激素、抗体的重要原料。如
果没有充足的蛋白质，各种酶、激素、抗体不能合
成，会导致人体机能及代谢紊乱，如胰岛素就是由蛋
白质构成的。

通过葡萄糖的异生作用，58%的蛋白质可以转化
为糖。但这不是蛋白质的主要功能。

参与蛋白质生物合成的 20 种氨基酸，大部分人
体可以自身合成。但其中有 8 种必需氨基酸人体不能
自身合成，必须从食物蛋白质中获得。这 8 种氨基酸
是赖氨酸、色氨酸、苯丙氨酸、亮氨酸、异亮氨酸、
苏氨酸、蛋氨酸、缬氨酸。

高血脂患者的饮食，我们强调要尽量多吃植物性
蛋白质。一般高血脂患者每日每千克体重应摄入蛋白
质 1 克，但是病情控制不好或消瘦者，可将每日摄入
的蛋白质增至 1.2 ~ 1.5 克；如果患者的体重为 60 千
克，那么每日需摄取 60 克蛋白质或 70 ~ 90 克蛋白

质，这些蛋白质中，1/3 应该来自优质蛋白，如牛乳、鸡蛋、猪的精瘦肉、各种大豆等。高血脂患者如果为儿童，那么蛋白质的需要量就应该这样计算：每千克体重为 2 ~ 3 克，妊娠 4 个月后的高血脂孕妇患者，每日摄入的蛋白质应比普通高血脂患者增加 15 ~ 25 克。

糖类

糖类是人体主要能源物质，糖可分为三类，即单糖、双糖、多糖。

单糖的特点为甜度大，吸收速度快，食后迅速由消化道吸收进入血液，包括葡萄糖、果糖和半乳糖。

双糖由一分子的葡萄糖与另一分子的单糖组成，食后也很快进入血液，如蔗糖、麦芽糖等。

高血脂病人如果进食过多的糖类，除了保证人体生命活动必须的糖类外，剩余过多的糖类，就会储存在体内，沉积起来，变为脂肪，使得人体变得肥胖，而肥胖又恰恰是高血脂最忌讳的，很多高血脂病都是由于身体太肥胖而导致的，因此高血脂患者应当严格控制糖分的摄取。

但是食物中还有一种多糖叫食物纤维。研究发现经常吃含较多食物纤维膳食的高血脂患者，身体内胆固醇与脂肪的水平低于不食用食物纤维的人，这是因为食物纤维能促进体内胆固醇与脂肪的消化，将胆固醇与脂肪排出体外，从而降低了体内胆固醇与脂肪的沉积量。

食物纤维虽属于多糖，但它不能供给人体热能，却起着其他糖类所不具备的作用；进食含食物纤维较多的食物，需较长时间的咀嚼，可以延缓胃的排空，增加饱腹感，减少摄入量；食物纤维可抑制胰岛素的释放，促进胆固醇从体内较快排出；食物纤维的亲水性可使粪便软化，便于排空，能预防便秘、阑尾炎、溃疡性结肠炎、痔疮及结肠癌；有的食物纤维如燕麦麸，能降低淀粉酶的活性，从而延缓糖的吸收速度；食物纤维对糖尿病的合并症，如动脉粥样硬化性病变引起的缺血性心脏病、肠功能紊乱、高脂血症、中风等，有一定作用。

因此，高血脂患者在饮食过程中应多选用一些富含食物纤维的食物，对改善病情十分有益。食物纤维每日摄入量应不低于 25 克。

攻略 2 了解能有效降低血脂的 16 种微量元素

高血脂患者除了需要合理进食三大营养物质外，还应当进食一些对于身体有益的微量元素，很多的微量元素不仅是身体生长、发育、活动所必不可少的，而且也能够帮助预防和治疗高脂血症。

TOP 01 》》膳食纤维 ◎不能够被人体消化的碳水化合物

- **功能** 预防大肠癌，降低血脂，防治便秘、痔疮，减轻体重，减缓血糖上升。

- **作用** 零热量、有饱足感。膳食纤维一进入胃中，体积膨胀，易令人产生饱足感，且可使食物停留在胃部时间延长，并减缓消化作用。促进肠道蠕动，预防便秘，膳食纤维进入肠道中，可增加粪便量，估计 1 克纤维可增加粪便容积约 20 倍，因而能刺激大肠壁肌肉蠕动。因具保水作用，使粪便湿润柔软，迅速排出体外，减缓葡萄糖与胆固醇的吸收。吸附胆酸，促进胆盐排泄。纤维质可与人体内的胆酸及胆盐结合，加速将其排出体外，降低血中胆固醇含量，并在十二指肠中延缓胆酸和脂肪的结合，干扰胆固醇被人体吸收。

- ●食物来源　木耳、仙草、新鲜蔬果、五谷类。

- ●每日建议摄取量　每日 25~35 克。
- ●缺乏时的症状　便秘、血脂过高、肥胖。
- ●营养小叮咛　膳食纤维摄取过多会产生胀气，干扰矿物质吸收，尤其老人与儿童更要注意分量。

TOP 02 》维生素 E ◎血管清道夫，提高人体免疫力

- ●功能　防止动脉硬化，抗衰老，美白，保湿，预防不孕、早产，改善男女性生殖问题。

- ●作用　促进胆固醇代谢，稳定血脂。维生素 E 可促进脂质分解、代谢的活性，有助于胆固醇的转运与排泄，使血脂控制稳定，能够净化血液，降低血液中的低密度脂蛋白的浓度，防治血管硬化。对抗脂质氧化，预防动脉硬化。维生素 E 可加强抗氧化能力，减少巨噬细胞的产生，巨噬细胞正是形成斑块、造成血管硬化、病变的元凶。抗凝血，保护血管内皮细胞。维生素 E 具有扩张血管及抗凝血作用，可防止血液凝固，同时保护血管内皮细胞

的完整性，避免游离脂肪及胆固醇在伤口沉积，同样具有预防动脉粥状硬化形成的功用。维生素E有很强的抗氧化作用，能够清除自由基，延缓细胞衰老，滋润皮肤，消除色斑，保持青春光彩。维生素E能够增强肝脏的解毒能力，保护机体，缓解疲劳。

●食物来源　未精制过的植物油、小麦胚芽、胚芽米、鲜酵母、蛋黄、肉、奶、蛋、绿色蔬菜、坚果、干果。

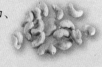

  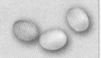

●每日建议摄取量　成年男性每日12毫克，女性10毫克。

●缺乏时的症状　溶血、细微的贫血，神经、肌肉功能损伤及营养不良、不孕等症状。

●营养小叮咛　每天补充1~2次，维生素E多含于植物油中，生吃最能有效摄取；不可与阿司匹林等抗凝血剂同服，长期服用会造成心力衰竭；维生素E本身没有毒性，但是服用太多会耗尽储存在体内的维生素A的含量。

维生素C

◎对抗脂质氧化，降低血压、降低胆固醇

● **功能** 预防感冒，抗氧化，促进胶原蛋白形成，消除压力，降低血压，预防黑斑产生，减少低密度脂蛋白及三酸甘油酯含量，增加高密度脂蛋白含量。

● **作用** 促进胆固醇代谢。维生素C可影响高密度脂蛋白含量，可将胆固醇带回胆囊转变成胆酸，经由肠道排出，从而降低总胆固醇。降低胆固醇合成的速率。高浓度的维生素C能抑制胆固醇合成酶的活化，干扰胆固醇合成的速率，并能加速低密度脂蛋白降解，从而降低甘油三酯的含量。

● **食物来源** 新鲜水果蔬菜，如鲜枣、刺梨、草莓、山楂、土豆、西红柿、荔枝、柑橘、桂圆、枸杞等。

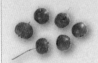

● **每日建议摄取量** 正常100克，孕妇怀孕早期应摄取100克，中期与晚期应摄取130克。

● **缺乏时的症状** 皮肤长斑老化、容易疲倦、坏血病、牙龈出血、胶原蛋白流失。

● **营养小叮咛** 维生素C摄取后会在2～3小时排泄掉，最好将一天摄取量分次食用。

TOP 04 » 维生素 B₂　◎加速脂肪排出，阻断胆固醇来源

- **功能**　帮助减重，保健肌肤，保护视力，预防白内障，缓解下痢、消化不良、阴部瘙痒等不适。

- **作用**　维生素 B₂ 素有"皮肤的维生素"之称，可有效促进身体机能及细胞的新生，使皮肤黏膜及毛发健康生长，因此可解决面疱、粉刺等问题。参与机体内三大生热营养素的代谢过程，与热能代谢直接相关，能促进机体发育和细胞的再生，促进皮肤、指甲、毛发的健康生长。

- **食物来源**　绿色蔬菜、五谷杂粮、牛奶及乳制品、肝脏、坚果类、豆类如酵母、黄鳝、麦片、香菇、猪腰、蛋等。

- **每日建议摄取量**　约 1.6 毫克。

- **缺乏时的症状**　皮肤过敏发炎，眼睛无光，白内障，头晕，消化不良，口角炎、舌炎。

- **营养小叮咛**　由于维生素 B₂ 多余部分不会蓄积在体内，所以需要每日补充，摄取高热量食物时，应该增加摄入量。但是维生素 B₂ 也不宜摄取过量，否则会出现瘙痒、麻痹、刺痛、灼热等症状。

TOP 05 必需脂肪酸

◎不饱和脂肪酸，人体无法自行合成但又必需

- **功能** 消耗脂肪，降低胆固醇，抗衰老，增强记忆。

- **作用** 防止动脉中胆固醇的沉积，辅助治疗心脏病；促进脂肪分解消耗，同时防治脂肪蓄积，减少患高血脂的概率；帮助腺体发挥作用，使钙能够被细胞吸收利用；有助于皮肤和毛发的健康生长，对治疗痤疮有特效；能够促进人体早期生长发育，防治动脉硬化，促进血液凝结，保持血压正常，在一定程度上防止 X 射线的有害影响。

- **食物来源** 坚果（巴西胡桃和腰果除外）、新鲜肉类、植物油（玉米油、橄榄油、葵花子油、大豆油、花生油）、大部分鱼类、蛋黄、奶酪、牛奶等。

- **每日建议摄取量** 在摄取的全部热量中，至少应该有 1% 的必需脂肪酸，如果摄取了大量的碳水化合物，则需要更多。不饱和脂肪酸能够帮助饱和脂肪酸转化，两者的适当比列是 2：1。

- **缺乏时的症状** 皮肤干燥、指甲病、消瘦、过敏症、痤疮、胆结石、失忆症、脱发、湿疹、冠心病、糖尿病及高血脂等。

TOP 06 β－胡萝卜素 ◎增强免疫力、降低体内胆固醇水平

● **功能** 防癌抗癌，降低血糖，对抗紫外线伤害，延缓衰老，防止白内障，保护视力，保护气管，预防感冒、心血管疾病，维持皮肤弹性。

● **作用** 防止低密度脂蛋白氧化，β－胡萝卜素可抑制动脉中的低密度脂蛋白受到自由基攻击，产生氧化而沉积血管，造成动脉狭窄。保护血管内皮层的完整，β－胡萝卜素的高抗氧化功效，可帮助血管内皮组织的修复，使脂质不易附着及渗入，避免斑块及血管病变的产生。β－胡萝卜素能够增强人体的免疫功能，减少细胞病变，并且预防各种癌症发生。

● **食物来源** 番薯、香瓜、南瓜、胡萝卜、绿色蔬菜。

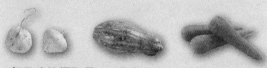

● **每日建议摄取量** 6毫克。

● **缺乏时的症状** 癌症、心血管疾病、免疫力下降、慢性退化性疾病的患病率上升。

● **营养小叮咛** 胡萝卜素是脂溶性维生素，和油脂一起摄取才能正常发挥功能。烹煮时可适当用油炒，或加牛奶混打成汁。

TOP 07 >> 烟碱酸 ◎强健肠胃，增强能量吸收，合成并修复细胞内 DNA

- **功能** 抑制胆固醇和甘油三酯，降低血压，消除口臭，治疗口角发炎、晕眩和耳鸣。

- **作用** 协助人体主要的 6 种荷尔蒙的合成，协助神经系统运作，促进脂蛋白的代谢，减少低密度脂蛋白的同时增加高密度脂蛋白，改善血脂状态，加速胆固醇的排出。烟碱酸能够降低胆固醇及甘油三酯，促进血液循环，使血压下降，保护心脑血管，同时促进消化系统的健康，减轻胃肠障碍，使人体能够充分地利用食物来增加能量。

- **食物来源** 肝脏、瘦肉、全麦食物、啤酒、干酵母、口蘑、香菇、干果、核桃、梅子、酵母、猪腰、小麦胚芽、鱼。

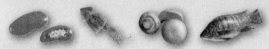

- **每日建议摄取量** 10~15 毫克。

- **缺乏时的症状** 头痛，全身无力，皮肤粗糙，对光线敏感，健忘烦躁，体重减轻，严重时可造成精神障碍、痴呆甚至死亡。

- **营养小叮咛** 有肝病、肝功能受损或肠胃问题者，不宜服用。烟碱酸不宜补充过量，稍微过量就会导致脸部和肩膀皮肤潮红、头痛、瘙痒、胃病。

TOP 08 ≫纤维醇 ◎固定二氧化碳，转移氨基酸，促进脂肪与胆固醇的新陈代谢

- **功能** 保持头发健康，防治脱发，治疗湿疹。

- **作用** 纤维醇能够减低人体内胆固醇的数值，促进肝和其他组织中的脂肪代谢，防止脂肪在肝内积聚。适用于经常喝大量咖啡的人，也是湿疹、脂肪肝、高胆固醇患者的理想营养素。

- **食物来源** 肝脏、青豆、香瓜、柚子、葡萄干、花生、卷心菜。

- **每日建议摄取量** 目前尚无一定标准。

- **缺乏时的症状** 大量掉发，皮肤瘙痒。

TOP 09 钾 ◎防治血管硬化、调节细胞内的渗透压和体液的酸碱平衡

- **功能** 促进骨骼生长，预防骨质疏松症。

- **作用** 控制骨骼肌活动，控制神经传导，钾降低血压，防止血管硬化，钾充当神经传导物质，负责控制肌肉收缩，调节心跳、降低血压，预防血管受损硬化，因此可维持良好的血管环境，减少脂质附着的机会。

- **食物来源** 全谷类、香菇、豆类、杏仁。

- **每日建议摄取量** 2000毫克。

- **缺乏时的症状** 肌肉无力、心律不齐、呕吐。

TOP 10　钙　◎人体的重要组成部分，构成骨骼组织的重要矿物质成分

- **功能**　强化消化力，构成骨骼成分，减少胆固醇来源，改善血管弹性，保护心血管健康。
- **作用**　控制肌肉收缩、促进荷尔蒙分泌、强化神经系统，减少脂肪堆积。
- **食物来源**　豆类及豆类制品、牛奶及奶制品。
- **每日建议摄取量**　1000毫克。
- **缺乏时的症状**　软骨病、骨质疏松症、身材变形、神经紧张、肌肉痉挛。

TOP 11　镁　◎镁是人体细胞内的主要阳离子，能够控制骨骼肌活动

- **功能**　维护神经功能，缓解肌肉紧张，调节心律，疏通血管。
- **作用**　降低代谢不良引发脂肪囤积以及代谢症候群的发生，减轻药物或环境中的有害物质对血管的伤害，提高心血管的免疫力。
- **食物来源**　花生、核桃仁、绿色蔬菜等。
- **每日建议摄取量**　320~360毫克。
- **缺乏时的症状**　易焦躁不安、精神紧张、肌肉震颤、绞痛等。

TOP 12 》**锌** ◎合成体内 DNA、RNA 及蛋白质，构成身体组织及体液的必需元素

• **功能** 促进骨骼成长，预防骨质疏松症，稳定血糖，帮助胆固醇下降，加速伤口复原，增强免疫力，促进男性性功能。

• **作用** 加速全身皮肤、毛发、指甲及口腔黏膜等组织伤口的愈合，关系到人体生长及性器官发育成熟。

• **食物来源** 五谷类、种子类、核果类、豆类、乳制品、牡蛎、肝脏、牛肉、蟹。

• **每日建议摄取量** 12~15 毫克。

• **缺乏时的症状** 食欲不振、生长缓慢。

TOP 13 》**钒** ◎钒能够促进造血，减少血糖和血脂

• **功能** 代谢胆固醇，保护心血管，增强造血功能，降低血糖、血压，降低尿酸，改善痛风，调节肾功能，改善生殖系统障碍，控制体重，改善肥胖。

• **作用** 促进脂质代谢，抑制胆固醇合成，防止血管中胆固醇的沉积。降低肝脏内磷脂和胆固醇的含量。

• **食物来源** 五谷类、蔬菜、鱼类、坚果、黄豆油、橄榄油。

• **每日建议摄取量** 约 0.2 毫克。

• **缺乏时的症状** 生长迟缓、生殖功能障碍。

TOP 14　铜　◎铜是人体必需的微量元素，铜能够合成人体内蛋白质和各种酶。食物中的铜主要由小肠吸收

- **功能**　保持血管弹性、减少脂质氧化。

- **作用**　可消除血中甘油三酯及胆固醇的浓度，保持血管弹性，同时发挥抗氧化作用，避免血管破损造成胆固醇附着。

- **食物来源**　坚果类、豆类、五谷类、蔬菜、动物的肝脏、肉类、鱼类等。

- **每日建议摄取量**　0.9 毫克。

- **缺乏时的症状**　神经系统退化、贫血、发白齿摇、睾丸功能低下、风湿性关节炎及骨质疏松。

TOP 15　锰　◎锰能保持身体活力，强化胆固醇代谢

- **功能**　促进骨骼生长、改善造血功能、降低血糖、血脂。

- **作用**　构成骨骼及其他结缔组织，活化脂肪代谢酶，促进脂肪及胆固醇的转化、输送及排出。帮助细胞抗氧化，延缓衰老，阻断组织癌变可能。

- **食物来源**　全谷食品、糙米、坚果、大豆、葵花子、莴苣、蓝莓、茶叶等。

- **每日建议摄取量**　2~3 毫克。

- **缺乏时的症状**　脑功能退化、生长及生殖障碍。

硒 ◎拥有超强抗氧化能力，可修复破损心肌

- **功能** 镉、铅、汞等重金属解毒剂、改善皮肤、毛发及指甲问题、抗氧化。

- **作用** 对抗脂肪氧化。硒的抗氧化力比维生素E强50~100倍，能够抑制血液中脂质氧化、形成沉积，使血脂代谢通畅。营造良好血脂环境，受损血管壁上已沉积的胆固醇，硒也可以加以清除、破坏。

- **食物来源** 洋葱、大蒜、柿子、南瓜、苹果醋、海鲜、动物肝、小麦、糙米、瘦肉。

- **每日建议摄取量** 0.1~0.2毫克。

- **缺乏时的症状** 男性性功能障碍、抵抗力下降、萎靡不振、心率加快、心脏扩大，甚至死亡。

第三章

战胜高血脂的4大饮食技巧

高血脂患者要控制饮食首先就要控制脂肪和蛋白质，控制身体内的热量。依照科学的饮食原则，牢记饮食禁忌，设计出合适的饮食方案，并坚持实施。

技巧 1 了解饮食疗法对高血脂患者的重要性

高血脂可以通过药物治疗，也可以通过运动治疗，但是对于大多数高血脂患者而言最重要的还是要以饮食治疗为主，配以心理治疗与运动治疗。

饮食疗法的重要性

调查研究发现，在患有高血脂病的人群中，绝大多数都是由于饮食不当而引起的。医学家的动物实验进一步证明了这个调查报告的科学性。

动物试验中，将动物的膳食变为高脂肪高胆固醇的食物，就会发现动物的血脂开始升高而发生实验性动脉粥样硬化；撤除高脂膳食后，动脉粥样硬化即行消退。大量的人群调查也观察到，食入动物性脂肪（主要含饱和脂肪酸），可使血胆固醇和低密度脂蛋白含量增高，但高密度脂蛋白、胆固醇则降低；而食入植物性脂肪（主要含不饱和脂肪酸、植物纤维及植物蛋白等）则可使血脂下降。

由上面的实验我们可以看出人们日常的饮食习惯和营养状况，将直接影响着血脂和脂蛋白的含量，并与动脉粥样硬化的发生和发展有着密不可分的关系。

了解并掌握这方面的知识，可自觉地养成良好的饮食习惯，从而更好地预防与治疗高血脂。

食疗的目标

　　由于饮食对于防治高血脂有着至关重要的作用，所以适当地调节饮食结构，采用合理的饮食方法来降低对胆固醇与脂肪的过多摄取，从而降低人体内的血脂，达到防治高血脂的目的。

　　具体地讲，饮食的主要目的就是：逐步减少饱和脂肪酸和胆固醇的摄入，通过减少总热能的摄入和增加有氧锻炼以减轻体重。这里有个标准可以参考，医学家推荐，日常饮食中脂肪成分不超过总热能的 30%（甚至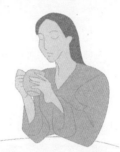20%）。饱和脂肪酸摄入量必须低于总热能的 10%（甚至 6% ~ 8%），多不饱和脂肪酸摄入量每天应限制在250 ~ 300 毫克（有的病人限制在 150 ~ 200 毫克），增加食物中的纤维素成分，每天达到 356 克，食物蛋白质、维生素、矿物质应在合理范围内。这样就从"嘴上"轻松地将高血脂预防与控制住了。

技巧 2 了解常见食物的胆固醇和脂肪含量

高血脂病人在进行饮食疗法时，最关键的就是要控制胆固醇与脂肪的摄入。只有了解了常见食物中胆固醇与脂肪的含量后，才能够有的放矢地进行饮食调节。

胆固醇与脂肪过多是诱发高脂血症的主要原因，当人体食用大量胆固醇与脂肪含量过多的食物，就会导致体内摄入的胆固醇与脂肪总量过高，从而在体内沉积，形成高血脂。所以要掌握健康的饮食，首先就要知己知彼，了解各种食物的胆固醇与脂肪的含量，从而有选择性地进食。

常见食物的胆固醇和脂肪含量表

肉类、肉制品的胆固醇以及脂肪含量表

食物名称	胆固醇含量（毫克 /100 克）	脂肪含量（克 /100 克）
猪肉	126	30.8
猪瘦肉	81	6.2
猪排骨	105	20.4
猪五花肉	60	59

续上表

食物名称	胆固醇含量（毫克/100 克）	脂肪含量（克/100 克）
猪肉皮	100	28
猪蹄	6200	17.7
猪耳	92	11
猪血	51	0.3
腊肠、腊肉	150	48.3
火腿	100	28
火腿肠	13	14.6
牛肉	106	2
牛蹄筋	10	0.5
肥牛肉	125	4.2
带脂牛腰肉	55	29.3
牛肉干	120	40
山羊肉	60	3.9
绵羊肉	70	4
羊小排	54	14.1
鸽肉	110	14.2
兔肉	65	2.2
鸡腿	99	7.1
鸡肉	90	9.6
鸡翅	71	11

蛋类和奶制品的胆固醇和脂肪含量表

食物名称	胆固醇含量（毫克/100克）	脂肪含量（克/100克）
鸡蛋黄	1855	18.2
鹌鹑蛋	3640	2.4
鸭蛋	565	13
鹅蛋	704	19.9
松花蛋	608	10.7
咸鸭蛋	648	12.6
全脂奶粉	110	21
牛奶	24	2.9
羊奶	31	3.5
酸奶	15	4.6
奶酪	140	19
奶油	207	9.7
黄油	110	98
炼乳	37	8.6

水产品的胆固醇和脂肪含量表

食物名称	胆固醇含量（毫克/100克）	脂肪含量（克/100克）
草鱼	85	4.3
鲤鱼	84	4.1

续上表

食物名称	胆固醇含量（毫克 /100 克）	脂肪含量（克 /100 克）
鲫鱼	90	1.3
鲇鱼	463	3.7
鳜鱼	124	4.2
胖头鱼	493	2.2
鲈鱼	88	3.4
墨鱼	348	1.5
带鱼	244	4.9
鳗鱼	186	10.8
鱿鱼	1170	4.7
鲑鱼	86	4.1
黄鳝	126	1.4
泥鳅	136	2.9
凤尾鱼	117	5
黄鱼	98	2.5
海参	51	0.2
海蜇	24	0.3
蛤蜊	180	0.6
虾类	154	0.8
蟹类	164	2.3
螺肉、贝类	454	0.2

动物内脏的胆固醇和脂肪含量表

食物名称	胆固醇含量（毫克/100克）	脂肪含量（克/100克）
猪脑	3100	9.8
牛脑	2300	11
猪肝	420	5.7
羊肝	348	3.6
猪舌	230	12.3
猪腰	380	1.8
猪肺	289	3.8
猪肚	240	3.5
猪大肠	150	18.6
猪心	155	16.5
牛心	145	3.5
牛肚	150	1.6
山羊肚	41	3.4
鸡心	194	11.7

技巧 3　高血脂病人的饮食原则

对于高血脂的治疗应该采用综合措施，进行全方位的治疗，而饮食控制是最重要的措施之一，对于降低血脂，缓解高血脂的发展，预防动脉粥样硬化的发生都至关重要。而高血脂病人的饮食应当遵循以下几个原则。

要尽量控制糖的摄入量

糖类是主要的能量物质，糖与脂肪、蛋白质是人体所需要的基本能量物质，但是一旦糖的摄入过多，就会产生负面影响，当糖过多时，就会产生高血糖，而过多的一部分糖又能够在体内转化成脂肪。因此高血脂患者应当控制对于糖的摄入。

控制脂肪的摄入

当人体摄取大量的脂肪后，多余的脂肪由于没有办法及时消化，就会沉积在体内，使得体内脂肪增多，血液中的脂肪水平升高，就会引发心血管疾病，所以要在饮食中控制脂肪的摄入。

增加不饱和脂肪酸的摄入

营养学家认为，膳食中饱和脂肪酸、单不饱和脂肪酸和多不饱和脂肪酸的比例以 1 ∶ 1 ∶ 1是最好的，植物油含有较多人体必需的不饱和脂肪酸，能降低血液中总胆固醇的含量。

☞ 减少膳食中胆固醇的摄入

高血脂患者忌食胆固醇含量高的食物，如动物脑、肾、肝、鱼子、蟹黄等。食用大量的胆固醇，会影响体内新陈代谢，使得血液中的胆固醇水平升高，从而加剧病情。

☞ 应该多食豆类及豆制品

大豆及其制品含有丰富的不饱和脂肪酸、卵磷脂及维生素 E，三者均有降低血中胆固醇的作用。食用豆类食品可以使导致动脉粥样硬化形成的低密度脂蛋白明显降低。

☞ 多食含有降脂成分的食物

每日膳食中应有富含纤维素和维生素的食物，这是因为纤维素与维生素可以促进胆固醇排泄，减少胆固醇的合成，能降低血液中胆固醇水平。此外，大蒜、洋葱、茄子、海带、香菇、木耳、山楂等食物，均具有降低血脂、预防动脉粥样硬化的作用，所以应该经常食用这些食物，有效降低胆固醇，从而预防和治疗高血脂疾病。

技巧4　高血脂饮食禁忌

由于高血脂主要是由于饮食不当引起的，所以对于高血脂最根本的治疗就应该是饮食治疗，高血脂患者应该多了解关于高血脂饮食方面的禁忌，采取科学正确的饮食，从而从根本上控制疾病。

高血脂患者饮食忌过咸

咸味是绝大多数复合味的基础，有"百味之王"之说。不仅一般的菜品离不开咸味，就是酸辣味、糖醋味等也要加入适量的咸味，才能够使其滋味浓郁、适口。

食盐是咸味之首，可以增味、解腻、杀菌、防腐，每天必须摄入一定的盐来保持新陈代谢。但是盐分除了让人开胃外，还会因为钠离子锁住体内水分而导致水肿和体重增加。

禁忌：高血脂患者每天不宜进食太多盐，应以小于 6 克为宜。

高血脂患者饮食忌过甜

甜味古称"甘"，在中餐烹饪中，南方应用甜味较多，其在烹饪中可单独用于调制甜味食品，也可以参与调剂多味复合食品，使食品甘美可口，还可以去苦、腥等味，并有一定的解腻作用。

食糖也是我们常见、常用的调味品，具有使菜肴甜美、提高营养成分、加热后呈金黄色或棕黄色等作用，运动中需要补充适量的糖分，以供给身体能量，减少肌糖原的损耗，减少蛋白质和脂肪酸供能比例，延缓疲劳发生。砂糖水还可以刺激肠胃，帮助消化。

禁忌：过量摄入糖分会导致龋齿，并引发肥胖、高血脂、糖尿病、动脉粥样硬化、心肌梗死，甚至对于乳腺癌等癌症病情也有加重作用。高血脂、糖尿病、肝炎病人要尽量少吃糖。

❧ 高血脂患者饮食忌过酸

酸味料在烹饪中应用广泛，但一般不宜单独食用，能够去鱼腥、解油腻、提味增鲜、开胃爽口、增强食欲，同时还有收敛、固涩的效用，有助于肠胃消化。

食醋主要起增加酸味、香味、鲜味及和味解腻、去腥除味的作用。食醋能够促进新陈代谢，是有效防治动脉硬化、高血压的食物之一，食醋还能够增进食欲并促进消化液的分泌，同时具有很强的杀菌力。

禁忌：食醋不宜大量食用，尤其是胃溃疡患者，更要避免喝醋，以免对身体造成危害。高血脂患者吃羊肉时也不宜食醋，否则会削弱两者的食疗效果，并产生对人体有害的物质。

❖ 高血脂患者饮食忌过辣

辣味实际上主要是触觉痛感，而非味觉。由于习惯，人们也把它当作一味。

辣椒是辣味中的代表，是一种诱发食欲、增添养分的理想调味品，深受潮湿低洼地区人们的喜爱。它能够增香添色、刺激食欲，但是高血脂患者应当避免吃过辣的食物。

由于辣椒中的辣味成分辣椒素营养丰富，可以增强食欲，所以被广泛应用于烹调中。辣椒含有多种生物碱，能够刺激口腔黏膜，促进唾液分泌及胃蠕动，有利于肠胃对于食物的消化与吸收。辣椒中含有较多的抗氧化物质，可以预防癌症及其他慢性疾病，同时可以使呼吸道通畅，治疗感冒。长期吃辣椒，能够强化个人对抗衰老的能力。

禁忌：虽然吃辣椒有很多好处，可是辣椒不可以大量食用，否则会引起神经系统损伤，消化道溃烂。高血脂病人也不宜进食过多辣椒。

花椒具有去腥味、去异味、增香味的作用，花椒含有多种挥发油和芳香物质，除了有很好的除膻解腥作用，还有止关节痛、牙痛，温中散寒的功效。

禁忌：由于花椒为热性调料，会使人燥不能忍，引起消化道和泌尿道的一些疾病，所以夏季不宜进食，而高血脂患者由于血液中脂肪过多，更不能够吃燥热的东西，不然身体不适。

⚬ 高血脂患者饮食忌过鲜

　　鲜味是饮食中努力追求的一种美味，能使人产生一种舒服愉快的感觉，它主要来源于氨基酸、核苷酸和琥珀酸。为了控制食欲，高血脂患者应当少食过鲜的食物。

　　鸡精含有丰富的营养成分，如丰富的氨基酸、蛋白质和维生素等。

　　禁忌：鸡精所含核苷酸的代谢成分是尿酸，所以伴有痛风症状的高血脂患者应当少用。鸡精的溶解性比味精差，在汤食中使用时，应先溶解后再使用。鸡精含盐，且吸湿性大，用后要注意密封，否则富含盐的鸡精会生长大量微生物，进而污染食物。在烹饪鸡蛋时不要放鸡精，这实际上是一种浪费。

　　蚝油用牡蛎汁制成，又称牡蛎油，味鲜而稍甜，有特殊的芳香气味，主要用于咸鲜味菜肴。蚝油除了含有 5% ～ 8% 的粗蛋白质以外，还含有糖类、有机酸、碘、钙和维生素等多种营养成分，尤其是所含的氨基酸种类有 17 种之多，其中含有人体必需的 8 种氨基酸。

　　禁忌：蚝油中含糖，所以不只高血脂患者要少用，糖尿病患者也要慎用。另外，不可将蚝油加热过度，否则鲜味会降低。

第四章

高血脂食疗的11个问题

对于高血脂的饮食人们存在着很多疑问，适用于什么烹调方法？哪些食物要多吃？哪些要少吃？用哪种烹调油？能不能够喝酒？能不能够吸烟、吃海鲜？很多的疑问，都需要有专业科学的解答。

问题 1 哪些烹调方法 适用于高血脂病人

　　高血脂患者饮食的烹调方法有别于身体健康的人，正确的烹调方法配以合适的食材才能够起到饮食调节的作用。

　　合理的烹调方法使人觉得进食是一种享受。但烹调方法不当会使食物中某些营养素遭到破坏。合理烹调是保证膳食质量和营养水平的重要环节之一。在烹调时，应尽量设法保存食物中原有的营养素，避免被破坏。高血脂患者掌握正确的烹调方法应该从以下五个方面入手。

1. 煮

　　煮一般用于体积较小容易熟的食材，将食物放入锅里。用大火先煮开再转为小火，食物的营养物质与有效成分能够很好地保留在汤汁中，味道清淡鲜美。

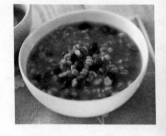

2. 蒸

将食物包好材料后，隔水煮熟，可以加些汤汁在食物中，也可以不加，因人而异。蒸出的东西原汁原味，是保健食疗里最常用的一种方法。

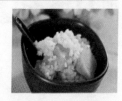

3. 凉拌

凉拌是生食或近于生食的一种方法。一般将食物洗净切出形状，用开水烫后凉调。鲜嫩爽口，清香生脆。

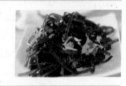

4. 炖

锅里放入适量的清水，将食物洗净切块与调料一起倒入锅中，大火烧开转小火炖到食物熟烂，炖出的食物原汁原味，质地熟软。

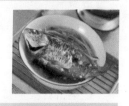

5. 熬

熬是在煮的基础上将食物烧成汤汁，比炖的时间还要长，适合老年人、身体瘦弱的人食用。

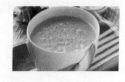

问题 2　为什么要多吃绿色蔬菜

很多高血脂病人都喜欢吃肉而不喜欢吃蔬菜，其实应该多吃蔬菜，尤其是绿色蔬菜，补充体内所需的纤维素。

高血脂病人在日常饮食中应该尽量多选用蔬菜，并且以绿色蔬菜为佳。这是由于蔬菜中含有人体所需的矿物质、维生素以及纤维素等营养成分，这些营养成分对于防治高血脂很有效果。

蔬菜中含有大量的矿物质如钙、磷、钾、镁和微量元素如铁、铜、碘、铝、锌、氟，并且以绿叶蔬菜含量最为丰富。而钙在苋菜、荠菜和金针菜中含量最高。蔬菜中的钾、镁含量也很丰富，其中不少比水果中的含量还要高。如果每天能吃上 500 克蔬菜，那么其中的钾、镁等多种元素基本上可以满足人体的需要。

蔬菜富含维生素 C 和胡萝卜素，维生素 C 能够降低胆固醇保护动脉壁，由于有高血脂患者常常要求忌食动物性食物而导致维生素 A 的缺失，而绿色蔬菜中的胡萝卜素则可以补充。

蔬菜中的纤维素能够增加饱腹感，起到较好的节食减肥作用，同时能够推动粪便和肠内积物蠕动，增加肠液以泄积通便，清洁肠道，促进脂质代谢，从而起到降压降脂作用。

所以高血脂患者应该在饮食中涉及大量的绿色蔬菜，来降低胆固醇与血脂。

问题 3 为什么吃鸡蛋会升高胆固醇

> 蛋黄里含有较多的胆固醇，所以很多人都不敢吃鸡蛋，其实这是个错误的观念。

很多人怕吃鸡蛋升高胆固醇，不敢吃鸡蛋，尤其不敢吃蛋黄，因为蛋黄里面含有的胆固醇比较高。其实这样的担心并不完全正确。

蛋黄中除了含有胆固醇外，还含有卵磷脂，而卵磷脂可以将血浆中的脂肪和胆固醇颗粒乳化变小，促进脂类代谢，将血浆中的胆固醇水平降低。

有实验证明，胆固醇的升高与吃鸡蛋无关，但是也不能因为没有多大关系就一次吃很多鸡蛋，过多的脂肪消化不了，自然会储存在体内，胆固醇、血脂自然也会升高。可见，还是要有一定限度，一般认为，每天吃一个鸡蛋，对高血脂病人而言是安全的。

问题 4　吃海鲜会引起血脂升高吗

要不要吃海鲜成为高血脂患者的疑虑。营养专家分析，高血脂患者不仅可以吃海鲜，而且适当吃海鲜还对身体有益。

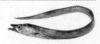

很多人认为海鲜胆固醇含量高，所以不敢吃海鲜，其实这种想法并不正确，食物胆固醇高并不意味着一定引发血中胆固醇升高。专业营养师在分析食物对人体胆固醇的影响时，并不只是单纯地考虑胆固醇的含量，而是将食物中胆固醇与饱和脂肪一起来考查，而虾贝等海鲜的胆固醇含量虽然高，可是饱和脂肪酸的含量很低，其余的大部分不饱和脂肪酸有利于心血管，也就是说，适量地吃一些虾贝类海鲜反而有利于身体健康。

问题 5　高血脂患者吃瘦肉好不好

瘦肉中的脂肪含量不低，且含有大量的蛋氨酸，能够导致动脉粥样硬化，所以高血脂患者不宜只吃瘦肉。

很多人认为肥肉中含有大量的饱和脂肪酸，常吃肥肉会使人发胖，血清胆固醇升高，得高血脂病。

但是研究发现，只吃瘦肉对人体的危害比肥肉更为严重，虽然瘦肉中饱和脂肪酸的含量低于肥肉，可是并不意味着瘦肉中都是低脂肪的。瘦肉中含有的蛋氨酸成分比较高，蛋氨酸虽然能够合成人体的一些激素维护表皮健康，但是在一些酶类的催化作用下，蛋氨酸会产生同型半胱氨酸，而同型半胱氨酸能够直接损坏动脉血管壁内的内皮细胞，促使血液中的胆固醇与三酸甘油酯沉积并渗入动脉血管壁内，发生动脉粥样硬化。食用瘦肉过多，发生动脉粥样硬化的危险就越大。

因此高血脂患者也不要大量吃瘦肉。

问题 6 高血脂患者吃油该如何选择

动物油中含有大量的饱和脂肪酸和胆固醇，而植物油中含有大量的不饱和脂肪酸，能够降低胆固醇的含量。

我们日常生活中所使用的烹调油主要来源于动物油与植物油。经常会听到这样的说法，少吃猪油，多吃豆油可以预防高血脂与冠心病。主要原因就是动物油中含有大量的饱和脂肪酸和胆固醇，植物油中含有大量的不饱和脂肪酸，其中油酸与亚油酸的含量达到了70%多，甚至大豆油、菜籽油、芝麻油和向日葵油含有的不饱和脂肪酸在80%以上。油酸与亚油酸等不饱和脂肪酸能够降低胆固醇的含量，多进食动物油就会摄入过多的饱和脂肪酸与胆固醇，使得血液中的脂肪与胆固醇水平升高，而进食植物油则可以预防高血脂与冠心病的发生。

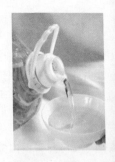

问题 7　植物性奶油比动物性奶油更健康吗

植物性奶油比动物性奶油造成的心血管疾病风险还要大，所以不管是植物性奶油还是动物性奶油，都不宜多吃。

奶油的口感香甜浓郁，是很多人尤其女孩子的最爱，可是高血脂患者并不适宜多吃奶油，这是因为奶油中含有大量饱和脂肪和胆固醇，被公认为是"心血管的大敌"。由于奶油好吃却不能够多吃，所以人们发明了植物性奶油，少了很多饱和脂肪酸，可是植物奶油一定比动物奶油健康吗？

植物脂肪中由于本身并不含有饱和脂肪酸，而为了追求口感，在制作过程中加入了氢分子来提高油脂的硬度与口感，这样原本缺少饱和脂肪酸的植物奶油却具有"反式脂肪"，这种人造脂肪破坏了人体原来所具有的脂质代谢机制，造成的心血管疾病的风险比动物性脂肪更大，所以说，动物性奶油不宜多吃，而植物性奶油更不宜多吃。

问题 8 吸烟对血脂有什么影响

"饭后一根烟，赛过活神仙"的论调，并没有科学依据，高血脂患者要禁止吸烟，坚决和香烟说再见。

吸烟能够导致血脂的升高，为人体健康带来很大危害。

1. 吸烟能够升高血清总胆固醇水平

实验研究发现，吸烟的人群与不吸烟的人群相比，血清中的总胆固醇水平较高，而血清中一氧化碳血红浓度达到了 10% ~ 20%，专家推测血清中总胆固醇水平高很可能是与血液中一氧化碳的浓度有关，而吸烟则是将一氧化碳摄入体内，可见吸烟的人血清高胆固醇含量有升高的危险，所以吸烟能够导致血清总胆固醇水平升高。

2.吸烟能够降低血清高密度脂蛋白胆固醇

血清高密度脂蛋白胆固醇被称为"好胆固醇"，而血清高密度脂蛋白胆固醇与甘油三酯水平呈负相关。当吸烟者的血清高密度脂蛋白胆固醇降低了，那么理论上可以推断出甘油三酯的含量可能将增高，但是目前还没有实验来证明这样的关系，只能够明确吸烟降低了血清高密度脂蛋白胆固醇，当"好"的胆固醇降低了，而"坏"的胆固醇升高了，那么血液中的脂质水平就随之升高，从而有诱发高血脂的危险。

3.吸烟升高血清甘油三酯

香烟中含有大量的有害物质一氧化碳和尼古丁，当一氧化碳和尼古丁进入人体后会刺激交感神经释放出儿茶酚胺，使血清游离脂肪酸增加，脂肪组织摄取游离脂肪酸形成甘油三酯，儿茶酚胺同时又能够刺激脂质从脂肪组织中释放出来，导致了甘油三酯水平再一次升高。

当一个人吸入太多的烟，还可能会患胃癌，这是因为香烟中的尼古丁对于支配胃运动的自律神经产生很大的影响，尼古丁作用于自律神经从而使血管收缩、胃内血液流动状况恶化、减弱胃的运动，导致胃酸分泌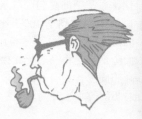

不均衡。抽烟如果再加上情绪紧张，得胃癌的机会就会增加。所以不论是高血脂患者还是一般的人群，都应该尽量避免吸烟，避免对身体带来严重危害。

问题 9　高血脂患者可以饮酒吗

> 高血脂患者如果同时是个酒鬼，那么战胜高血脂疾病的道路将会更加艰辛。适当地饮酒，但绝不要贪杯。

我们经常听到这样一句话"酒是粮食精，越喝越年轻"，诱惑得人不禁对于酒有了向往。可是对高血脂病人来说喝酒真的好吗？适当地喝酒，可以促进血液循环，加速体内新陈代谢，可是过度饮酒则对身体产生很大危害，尤其是高血脂病人，应当把握好一定的度。

对于高血脂患者而言少量饮酒尤其是红酒可以改善脂代谢状态，调节血脂。适量饮酒不仅可使低密度脂蛋白浓度降低，而且可升高高密度脂蛋白胆固醇的浓度，它还可以抑制血小板的聚集，并增强纤维蛋白的溶解，因而阻止血液在冠状动脉内凝固，起到"活血化瘀"的作用。因此很多人认为，适量地饮酒可以使患冠心病的危险性下降。国外研究也证明，每天饮酒量不超过 50 克，可以减少血中低密度

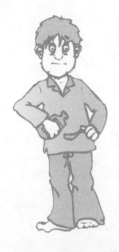

脂蛋白，增加高密度脂蛋白，有助于防止脂肪沉积，从而减少冠心病病死率，对于高血脂的治疗有一定作用。

国内心血管病研究所研究定量饮酒对人体脂代谢的影响，将人群分为喝酒组与非喝酒组，发现不论年龄大小，饮酒组高密度脂蛋白水平显著高于非饮酒组，并可降低冠心病的发病率。

然后，大量饮酒，特别是长期酗酒会使血脂升高，对健康极为不利，有酒癖者最好能够控制酒量。饮酒量以每月 0.55 ~ 1.5 千克效果最好。当每月饮酒量超过 1.5 千克时，冠心病病死率会增加 2 倍。大量饮酒可抑制脂蛋白脂肪酶，使肝脏合成低密度脂蛋白增多，血中低密度脂蛋白清除减慢，三酰甘油浓度升高，加速动脉粥样硬化。并且对于细胞产生危害，酒精直接损害肝细胞，造成肝硬化；刺激胃肠黏膜引起糜烂、出血、癌变。有高血压、肝、肾、脑等疾病的人以及长期服用阿司匹林者要特别注意，为了保持身体健康，一定要禁止饮酒。

所以对于酒小喝怡情，大喝伤身。把握住"度"的时候，酒就是朋友，而一旦过度，酒就成为敌人。

问题 10　高血脂病人可以喝豆浆吗

> 豆浆富含蛋白质、钙等多种营养成分，并含有能够预防高血脂的物质，所以豆浆对于高血脂患者而言是多多益善。

现在越来越多的人都喜欢在早餐时间喝杯豆浆，那么高血脂病人适合喝豆浆吗？我们知道豆浆是将大豆用水泡发后，磨碎过滤，煮沸而成的一种饮品，由于也是大豆制品，豆浆中钙的含量比豆腐稍低一些，而其他营养成分与豆腐大体相当。豆浆蛋白质的含量比牛奶还高并且蛋白质的吸收率很高，豆浆含铁量是牛奶的 25 倍多。豆浆中所含有的大豆皂苷能够抑制体内的脂质过氧化，消除自由基，从而起到预防高血脂的作用。可见高血脂病人不仅可以喝豆浆，而且宜多喝豆浆。

由于生豆浆中含有胰蛋白酶，喝生豆浆会恶心、呕吐、腹泻等，因此豆浆应该煮熟了喝，并且在煮豆浆的时候，最好在煮沸后再煮两三分钟，以便将豆浆中的胰蛋白酶破坏掉，另外不宜空腹喝豆浆。

多吃维生素可以降血脂吗

所有的营养素都应该取自天然，并且用之适量，维生素也不例外，若从外界补充过多，则会对血脂产生不良影响。

高血脂病人通常会被告知要多吃含有维生素 A、维生素 C、维生素 E 及茄红素、β–胡萝卜素等营养素的新鲜蔬果，来控制胆固醇。那么维生素是不是吃得越多越好呢？其实不然，过多的补充维生素等抗氧化剂，反而会削弱人体自身的抗氧化功能，对健康不利。

身体营养素的补充一定要讲究均衡原则，一定要把握适量的度，并不是某种营养素补充越多就越好。

维生素等营养素的作用并不在于降血脂或胆固醇，而是抗氧化对抗减少自由基的生成，减低血脂氧化的可能，同时降低血管受损、病变的概率，进而达到保护心血管的目的。

少量的维生素 E 是效果良好的抗氧化剂，但若由外界补充过多，反而削弱人体自身的抗氧化功能，对健康不利，最好的方法还是由日常生活中补充。可以用替换法来弥补天然食物中所含有的维生素 E 的不足，这样身体也比较容易接受；而且造成血脂过高的因素，像是疾病、缺乏运动、饮食习惯不良等，应该同时调整，才能够从根本上治愈高血脂。

第五章

可降脂的 56 种食材

人类可以吃的食物多种多样，不论是天上飞的，地上爬的，水里游的动物，还是各种各样的植物，人们都能够有办法将其烹调入肚。虽然有这么多的食材可以供选择，但是到底哪些食物对于防治高血脂有用？本章通过对大量食材的营养成分分析，挑选出适合高血脂患者食用的食材。

可降脂的谷物类

玉米

富含粗纤维，降低血脂与胆固醇。

玉米学名玉蜀黍，又叫苞谷、棒子，原产墨西哥和秘鲁，大约16世纪初传入中国。有些地区以它作为主食，玉米的维生素含量特别高，是稻米、小麦的5～10倍。玉米中除了含有碳水化合物、蛋白质、脂肪、胡萝卜素外，还含有核黄素等营养 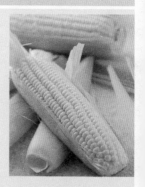 物质。这些物质对预防心脏病、癌症等疾病有很大的好处。玉米是粗粮中的佳品，具有丰富的营养价值与保健价值。

降脂功效

玉米中的膳食纤维含量很高，能够促进胃肠蠕动，加速粪便排泄，可防治便秘、肠炎、肠癌等。玉米所含的丰富的钙、镁、硒等物质以及卵磷脂、维生素E、亚油酸，都具有降低血清胆固醇的作用，玉米油能够降低血清胆固醇，预防高血压和冠心病，可减轻动脉硬化和脑功能衰退症状。

其他功效

研究表明，玉米含有黄体素，可以对抗眼睛老化。玉米胚芽中所含营养物质能够增强人体新陈代谢，调节神经系统，降低血脂，常食长寿，玉米胚尖可使皮肤细嫩光滑，抑制、延缓皱纹产生。玉米须有利尿降压，止血止泻，助消化的作用。

营养师健康提示

玉米蛋白质中缺少色氨酸，单一食用容易发生"糙皮病"，应搭配豆制品来食用。

发霉的玉米中含有致癌物质，忌食。

吃玉米时应把玉米粒的胚尖全部吃掉，因为玉米的许多营养成分都集中在这里。

选购

玉米以整齐、饱满、无缝隙、色泽金黄、表面光亮者为佳。

适用量

高血脂者每日可进食 200 克（带棒）重量的玉米，同时减少 25 克主食，以保持总能量不变。

保存

玉米棒可风干水分保存；剥落的玉米粒应于密封容器中，置于通风、阴凉、干燥处保存。

总热量

298 千卡（每 100 克可食用部分）。

玉米营养成分 （每100克可食用部分）

名称	含量	名称	含量
蛋白质	85 克	维生素 E	0.38 毫克
脂肪	4.3 克	钙	22 毫克
碳水化合物	72.2 克	磷	25 毫克
胆固醇	–	钾	8 毫克
膳食纤维	14.4 克	钠	6.3 毫克
维生素 A	–	镁	6 毫克
胡萝卜素	–	铁	4 毫克
维生素 B$_1$	0.03 毫克	锌	0.09 毫克
维生素 B$_2$	0.04 毫克	硒	0.7 微克
烟酸	1.1 微克	铜	0.07 毫克
维生素 C	–	锰	0.05 毫克

可降脂的谷物类

燕麦

富含粗纤维，降低血清胆固醇。

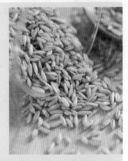

　　燕麦又称油麦、玉麦、雀麦、野麦等，是高寒地区一年生草本作物，在我国产于黄河流域与长江流域。燕麦营养成分不但含量高，而且质量优。燕麦口感较硬，一度不受欢迎，但现在却被推崇为健康食物之一，美国《时代》杂质评出的十大健康食品中，燕麦名列第五。据资料记载，燕麦含蛋白质 15.6%，是大米的 1 倍多，比面粉高出三至四个百分点，含脂肪 8.5%，是大米和面粉的数倍；含碳水化合物 64.8%，比大米和面粉低 10% 左右；含纤维素 2.1%，灰分 2%，是一种低糖、高蛋白质、高能量食品。其营养成分含量高、质量优，蛋白质中的必需氨基酸在谷类粮食中平衡最好，赖氨酸和蛋氨酸含量比较理想，而大米和面粉中的这种氨基酸严重不足。其必需脂肪酸的含量也非常丰富，其中亚油酸占脂肪酸的 1/3 以上，维生素和矿物质也很丰富，特别是维生素 B_1 居谷类粮食之首。

降脂功效

燕麦含有亚油酸，能够抑制胆固醇升高，燕麦含有大量可溶性纤维，是小麦的 10～15 倍，这些可溶性纤维进入肠道会形成海绵状胶样物质，吸附大量胆汁酸，将胆固醇与类胆固醇物质包裹，并清除体外，从而降低了胆固醇水平。含有果糖衍生的多糖，可被人体直接利用，可降低高胆固醇人的低密度脂蛋白 LDL 胆固醇，升高其高密度脂蛋白 HDL 胆固醇。

燕麦是所有谷物中唯一含有苷素的作物。可以调节人体的肠胃功能，降低胆固醇，经常食用，可以预防心脑血管疾病。

其他功效

燕麦淀粉分子比大米和面粉小，易消化吸收，所含丰富的膳食纤维能够促进胃肠蠕动，使排便顺畅，减少便秘的发生，并且具有缓解结肠癌、糖尿病、静脉曲张、静脉炎等患的功效。燕麦是各种粮食中，含钙量最高的，能够预防缺钙，对骨质疏松症有益。

营养师健康提示

一次不宜食用太多，否则会引起胃痉挛或胀气。

选购

选用干燥饱满、色泽乳黄的为佳。

适用量

每餐 40 克左右。

总热量

367 千卡（每 100 克可食用部分）。

燕麦营养成分（每 100 克可食用部分）

名称	含量	名称	含量
脂肪	6.7 克	叶酸	25 微克
蛋白质	15 克	泛酸	1.1 毫克
碳水化合物	61.6 克	烟酸	1.2 毫克
维生素 A	420 微克	胆固醇	–
维生素 B_1	0.3 毫克	膳食纤维	5.3 克
维生素 B_2	0.13 毫克	钙	186 毫克
维生素 B_6	–	铁	7 毫克
维生素 B_{12}	0.16 微克	磷	291 毫克
维生素 C	–	钾	214 毫克
维生素 D	–	钠	3.7 毫克
维生素 E	3.07 毫克	铜	0.45 毫克
生物素	73 微克	镁	177 毫克
维生素 P	–	锌	2.59 毫克
维生素 K	–	硒	4.31 微克
胡萝卜素	–		

可降脂的谷物类

荞麦

富含烟酸，可降低人体血脂和胆固醇。

荞麦又名三角麦、乌麦、花荞，有四个品种，甜荞、苦荞、翅荞与米荞麦。人们通常使用的是甜荞与苦荞。中医认为，荞麦性味甘平，有健脾益气、开胃宽肠、清 热解毒、消食化滞的作用。荞麦具有很高的营养价值，被誉为"21世纪最重要的食物资源"，又由于荞麦有清理肠道的功能，也称为"净肠草"。平常在食用细粮的同时，可以混合一些荞麦对身体很有好处。荞麦粉与其他面粉一样，可以制成面条、糕点、面包、凉粉等风味食品。荞麦还可以用来酿酒，用其酿出的酒，颜色清澈，经常饮用，对强身健体很有帮助。荞叶中的淀粉与大米淀粉很像，但颗粒较大，与一般谷物淀粉比较，食用后更容易消化吸收。

降脂功效

荞麦所含有的烟酸，能够促进机体的新陈代谢，增强解毒能力。荞麦含有大量黄酮类化合物能降低血脂，扩张冠状动脉，增强冠状动脉血流量。荞麦中维生素P能够降低胆固醇、软化血管。荞麦所含的镁元素能够促进膳食纤维溶解，使人体血管扩张，抑制凝血块的形成，有利于降低胆固醇。荞麦中所含有的丰富的维生素 E 和膳食纤维，能够有效降低血脂与胆固醇。

其他功效

　　荞麦能够清热解毒，清理肠胃。荞麦中含有丰富的赖氨酸，铁、锰、锌的含量比一般谷物高，所含有的维生素 P 能够保护视力和预防脑血管出血。荞麦中的某些黄酮成分具有抗菌、消毒、平喘、止咳、祛痰、降低血糖等功效，有"消炎粮食"的美誉。荞麦中含有丰富的烟酸，能够促进机体的新陈代谢，增强解毒能力。荞麦具有清理肠道沉积废物的作用，被称为"清肠草"。荞麦粉作为保健食品，能够防治糖尿病、牙周炎、牙龈出血和胃病等。糖尿病患者食用荞麦，特别是苦荞后，血糖、尿糖都会有不同程度的下降。很多轻度患者单纯食用苦荞就能够控制病情。荞麦还被誉为防治癌症的保健食品。

营养师健康提示

　　中医认为，荞麦性凉、味甘，具有健胃、消积、益气之功效。适宜食欲不振、饮食不香、肠胃积滞、慢性泄泻之人食用，也适宜出黄汗之人和夏季患痧症者食用。

　　荞麦一次不可食用太多，否则易造成消化不良。荞麦是老少皆宜的食物，更是理想的减肥食品。荞麦适宜于面生暗疮、须疮、斑秃、白屑风及酒糟鼻患者食用。

　　脾胃虚寒、消化功能不佳、经常腹泻的人不宜食用。肿瘤患者不能够食用，否则会加重病情。

选购

　　应挑选大小均匀、质地饱满、有光泽的麦粒，这样的品质才佳。

适用量

　　每餐 50 克左右。

总热量

　　292 千卡（每 100 克可食用部分）。

荞麦营养成分（每 100 克可食用部分）

名称	含量	名称	含量
脂肪	2.3 克	泛酸	1.54 毫克
蛋白质	9.3 克	钙	47 毫克
碳水化合物	73 克	磷	297 毫克
膳食纤维	6.5 克	钾	401 毫克
维生素 A	3 微克	钠	4.7 毫克
胡萝卜素	20 微克	镁	258 毫克
维生素 B_1	0.28 毫克	铁	6.2 毫克
烟酸	1.1 微克	锌	3.62 毫克

可降脂的谷物类

黑芝麻

降低血清胆固醇，保护心血管。

黑芝麻又名油麻、胡麻、脂麻等，为胡麻科植物脂麻的种子。印度是世界第一芝麻生产大国，占世界栽培面积的三分之一，我国也种植芝

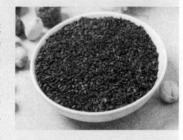

麻，小磨麻油就是用芝麻制成的。黑芝麻可以入药。

降脂功效

黑芝麻麻油含丰富的亚油酸、花生油酸等不饱和脂肪酸和维生素 E，能够降低血液中胆固醇的水平，减少肠胃对脂肪的吸收，保护心血管。芝麻油中含有大量的亚油酸、棕榈酸、花生酸等不饱和脂肪酸和卵磷酸都能溶解凝固在血管壁上的胆固醇，还可阻止体内产生过氧化脂质，从而维持含不饱和脂肪酸比较集中的细胞膜的完整和正常功能。也可防止体内的其他成分受到脂肪过氧化物的伤害，还可减少体内脂质的积累，起到延缓衰老的作用。

其他功效

黑芝麻是一种美容佳品，可以抑制体内自由基活跃，达到抗氧化、延缓衰老的功效。常食黑芝麻能够有效预防高血压、动脉硬化等心血管疾病的发生，并且具有抗癌、补脑的作用。

芝麻中的卵磷脂不仅有润肤之功效，还有预防脱发和过早出现白发之效。芝麻分黑白两种，食用以白芝麻为好，药用则以黑芝麻为好。

芝麻酱营养丰富，价值极高。中老年人如经常吃芝麻及其制品如芝麻油、芝麻酱、芝麻糊等，可防止动脉硬化，延缓机体衰老，提高视力。芝麻还有药用价值。祖国医学认为，芝麻有通血脉、润肌肤、补肾益气、助皮长肌、润肠通便等功能。凡体虚身弱、产后少乳、大便秘结、脾虚、胃口不开、肝肾不足者，经常吃芝麻会收到良好的效果。

营养师健康提示

芝麻表面有一层稍硬的膜，只有将膜碾碎了，才能够将芝麻的营养吸收，所以应该将芝麻先加工后再食用。炒芝麻时注意不要炒煳。慢性肠炎、腹泻、牙痛的人不宜进食黑芝麻，芝麻不宜久食，否则会使人变得消瘦，发渴。

选购

要选择色泽均匀、饱满、干燥、气味香的芝麻。

适用量

每日 10 克左右。

总热量

531 千卡（每 100 克可食用部分）。

黑芝麻营养成分 （每 100 克可食用部分）

名称	含量	名称	含量
脂肪	46.1 克	视黄醇当量	5.7 微克
蛋白质	19.1 克	钙	780 毫克
碳水化合物	10 克	铁	22.7 毫克
维生素 A	–	磷	516 毫克
维生素 C	–	钾	358 毫克
维生素 E	50.4 毫克	钠	8.3 毫克
硫胺素	66 毫克	铜	1.77 毫克
核黄素	25 毫克	镁	290 毫克
胆固醇	–	锌	6.13 毫克
胡萝卜素	5.1 微克	锰	17.85 毫克
烟酸	5.9 毫克	硒	4.7 微克
膳食纤维	14 克		

可降脂的谷物类

薏米

富含纤维素，防治高血脂、高血压。

薏米又名薏仁、薏苡、六谷米等。薏米的营养价值极高，易于消化吸收，被誉为"世界禾本科植物之王"，日本将薏米列为防癌食品。人们不仅在饭食中使用薏米，而且将其视为名贵的中药，在药膳中广泛应用，被列为宫廷膳食之一。薏米的营养价值很高，所含蛋白质远比米、面要高。而且它还具有容易被消化吸收的特点，对减轻肠胃负担、增强体质很有好处。

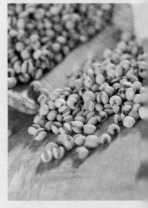

降脂功效

薏米的纤维素是五谷之首，而且是水溶性纤维，能够降低血中胆固醇和甘油三酯，吸附用来消化脂肪的胆盐，可以使肠道对脂肪的吸收率降低，对高血脂有防治作用。

其他功效

薏米可清热解毒，增强肾功能，对浮肿病人有效。可以促进新陈代谢，减少肠胃负担，常食用对于慢性肠炎、消化不良有疗效。薏米中的抗癌物质"薏苡仁脂""薏苡仁内脂"等，可以辅助治疗胃癌，子宫颈癌。常食薏米可以使皮肤光滑改善肤色，薏米含有的维生素 B_1 可以防治脚气病。生薏米煮汤食用健脾益胃，炒熟的薏米可治脾虚泄泻。薏米可以用来降压、利尿、解热和驱蛔虫。适用于高血压、尿路结石、尿路感染、蛔虫病等症。

养师健康提示

便秘、尿多者及孕早期妇女禁用，消化功能较弱的小孩和老弱病患禁用。用于清热利尿必须以生薏米煮汤食用，用于健脾益胃、治脾虚泄泻则必须炒熟食用。

选购

薏米以粒大完整、结实及粉屑少，且带有清新气息者为佳。

适用量

每餐 50 ~ 100 克。

保存

装于有盖密封容器内，置于阴凉、通风、干燥处保存。

总热量

357 千卡（每 100 克可食用部分）。

薏米营养成分 （每 100 克可食用部分）

名称	含量	名称	含量
脂肪	3.3 克	胆固醇	-
碳水化合物	71.1 克	钙	42.0 毫克
蛋白质	12.8 克	锌	1.68 毫克
维生素 A	-	锰	1.37 毫克
维生素 C	-	磷	217.0 毫克
维生素 E	2.08 毫克	硒	3.07 微克
烟酸	2.0 毫克	镁	88.0 毫克
纤维素	2.0 克	铁	3.6 毫克
硫胺素	0.22 毫克	铜	0.29 毫克
胡萝卜素	-	钾	238.0 毫克
核黄素	0.15 毫克	钠	3.6 毫克

可降脂的谷物类

绿豆

清热降火，降低血脂，保护心脏，防治冠心病。

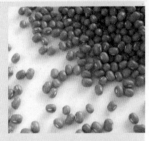

绿豆又叫青小豆、青豆子、交豆，原产于我国、印度、缅甸，有2000多年的栽培史，现在主要产于四川、河南、河北、山东、安徽等。是传统豆类食物，秋季成熟上市。绿豆不仅有很好的食用价值，而且有很好的药用价值，绿豆所含有的蛋白质是粳米的3倍，多种维生素、钙、磷、铁等矿物质含量也比粳米多，被称为"济世之良谷"。

降脂功效

绿豆中的多糖成分能够增强血清蛋白酶的活性，降低血清胆固醇、甘油三酯，保护心脏，防治动脉粥样硬化，减少心脑血管病变。

其他功效

绿豆能解毒。有机磷农药、铅、酒精中毒或吃错药时，可先灌一碗绿豆汤进行紧急处理。绿豆还有防止酸中毒、促进生发、构成组织，使骨骼和牙齿坚硬、帮助血液凝固等作用。

绿豆不仅营养丰富，而且还是夏日解暑的佳品。中医认为，绿豆性味甘、凉，入心、胃经，有清热解暑、利尿通淋之功，适用于热病烦渴，为夏日解暑除烦、清热生津之佳品。

绿豆是高钾低钠食品，能够降低血压和维持血压的稳定，可防治高血压。绿豆淀粉中含有相当数量的低聚糖，这些低聚糖，由于人体胃肠道没有相应的水解酶系统而很难被消化吸收，所以绿豆提供的能量值比其他谷物低，对于糖尿病患者只有辅助治疗的作用；可以改善肠道菌群，减少对有害物质的吸收，甚至可以预防某些癌症。

营养师健康提示

绿豆不能够与鲤鱼、狗肉同食。因为煮烂的绿豆腥味重，食后易恶心、呕吐。

绿豆性凉，脾胃虚弱，容易腹胀腹泻的人不宜多吃。

绿豆不宜煮得过烂，否则会破坏其中的有机酸和维生素，使清热解毒的功效降低。但未煮烂的绿豆腥味强烈，吃后易使人恶心、呕吐，因此，烹调时应注意火候。

服药特别是服温补药时不要吃绿豆食品。经常在有毒环境中工作或接触有毒物质的人应常食。

选购

绿豆以颗粒细致、绿者为佳。

适用量

每日 50 ～ 100 克。

总热量

316 千卡（每 100 克可食用部分）。

绿豆营养成分（每 100 克可食用部分）

名称	含量	名称	含量
蛋白质	21.6 克	维生素 E	10.95 毫克
脂肪	0.8 克	钙	81 毫克
碳水化合物	62 克	磷	337 毫克
胆固醇	–	钾	787 毫克
膳食纤维	6.4 克	钠	3.2 毫克
维生素 A	22 微克	镁	4.28 毫克
胡萝卜素	130 微克	铁	6.5 毫克
维生素 B_1	0.25 毫克	锌	2.18 毫克
维生素 B_2	0.11 毫克	硒	4.28 微克
烟酸	2 微克	铜	1.08 毫克
维生素 C	–	锰	1.11 毫克

可降脂的谷物类

红豆

润肠通便，降低人体胆固醇，消脂减肥。

红豆又名赤豆、红小豆、赤小豆、朱赤豆，为蝶形花科红豆树的种仁，因富含淀粉又被称为"饭豆"，是人们生活中不可缺少的高蛋白、低脂肪、高营养、多功能的杂粮。既

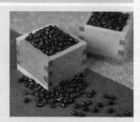

可做粥、饭，也可炖汤或煮食，作茶饮也很合适。

降脂功效

红豆属于低脂肪、高蛋白的食物，红豆所含有的亚油酸、豆固醇等成分，可以降低血清胆固醇，所含纤维素可以阻止人体吸收糖分，减少脂肪在体内的沉积量，降低脂肪。

其他功效

红豆有良好的利尿作用，能够解酒解毒，对心脏病和水肿有一定疗效，常食能够润肠通便、降血压、降血脂、预防结石、健美减肥、调节血糖、解毒抗癌。中医认为红豆具有律津液、利小便、消胀、除肿、吐呕的功能。

典籍记载

《药性论》："消热毒痈肿，散恶血、不尽、烦满。治水肿皮肌胀满；捣薄涂痈肿上；主小儿急黄、烂疮，取汁令洗之；能令人美食；末与鸡子白调涂热毒痈肿；通气，健脾胃。"

《伤寒论》："治伤寒瘀热在里，身必黄：麻黄二两（去节），连轺二两，赤小豆一升，杏仁四十个（去皮、尖），大枣十二枚（擘），生梓白皮（切）一升，生姜二两（切），甘草二两（炙）。上八味，以水一斗，先煮麻黄再沸，去上沫，纳诸药，煮取三升，去滓，分温三服，半日服尽。"

《圣惠方》："（治急黄身如金色）赤小豆一两，丁香一分，黍米一分，瓜蒂半分，熏陆香一钱，青布五寸（烧灰），麝香一钱（细研）。上药捣细罗为散，都研令匀。每服不计时候，以清粥饮调下一钱；若用少许吹鼻中，当下黄水。"

《肘后方》："（治肠痔大便常血）小豆一升，苦酒五升，煮豆熟，出干，复纳清酒中，候酒尽止，末。酒服方寸匕，日三度。"

营养师健康提示

红豆宜和其他谷类食品混合食用，如豆沙包等；红豆适合水肿患者、哺乳期妇女食用，红豆有利尿功能，尿频的人忌食，正常的人也不宜久食或一次食用过量。

选购

红豆以豆粒完整、颜色深红、大小均匀、紧实皮薄者为佳。色泽越深表明含铁量越多，药用价值越高。

适用量

每餐 20 克左右。

总热量

309 千卡（每 100 克可食用部分）。

红豆营养成分（每100克可食用部分）

名称	含量	名称	含量
蛋白质	20.2 克	钾	860 毫克
脂肪	0.6 克	钠	2.2 毫克
碳水化合物	55.7 克	钙	74 毫克
膳食纤维	7.7 克	镁	138 毫克
维生素 A	13 微克	铁	7.4 毫克
胡萝卜素	3.2 微克	锰	1.33 毫克
视黄醇	12.6 微克	锌	2.2 毫克
族维生素 B_2	0.16 毫克	铜	0.64 毫克
维生素 B_1	0.11 毫克	磷	30.5 毫克
烟酸	2 毫克	硒	3.8 微克
维生素 E	14.36 毫克		

可降脂的谷物类

黄豆

降低血脂和胆固醇，保护血管，预防动脉硬化。

黄豆与黑豆、青豆一起统称为大豆，黄豆既可以供食用，也可以用来榨油，黄豆的营养成分很高，仅蛋白质就是猪瘦肉的 2 倍，牛奶的 2 倍，鸡蛋的 3 倍，被誉为"豆中之王""田中之肉""绿色的牛乳"，是备受营养学家推崇的食物。

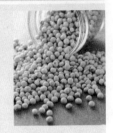

降脂功效

黄豆中的大豆蛋白质和豆固醇能够降低血脂和胆固醇，不饱和脂肪酸和大豆磷脂能保持血管弹性，健脑和防止脂肪肝的形成，降低血液中的胆固醇含量，减轻动脉硬化。黄豆及其豆制品中还含有大豆皂苷，比如豆浆煮沸时表面浮起的那层泡沫状物质，这种物质能够有效降低血脂，具有减肥和预防动脉粥样硬化的作用。

其他功效

黄豆中的皂角苷、蛋白酶抑制剂、异黄酮等抗癌成分，对于皮肤癌、前列腺癌、肠癌、食道癌等几乎所有的癌症都有抑制作用。

黄豆富含钙质，对于更年期骨质疏松有疗效。黄豆中含有的皂苷类物质能够降低脂肪吸收功能，促进脂肪代谢，可轻身减肥，预防因为肥胖而引起的脂肪肝。医学研究证实，每日食用煮熟的黄豆和豆浆，可使糖尿病患者的血糖、尿糖降低，并可减少胰岛素或口服降糖药的用量。

黄豆中的糖分含量很低，仅有的糖分也属于功能较低的聚糖，大豆磷脂还有促进胰岛素分泌的作用。黄豆中的植物雌激素是治疗妇女更年期综合征的最佳食物，黄豆还富含钙质，可以预防更年期骨质疏松症。

黄豆对于改善皮肤干燥粗糙、头发干枯、减肥有很好的功效。

营养师健康提示

黄豆是更年期妇女、糖尿病、心血管病患者、脑力工作者和减肥者的理想食品。

由于黄豆在吸收过程中会产生过多气体，造成胀肚，消化不良者尽量少食，严重肾病、肝病、痛风、动脉硬化、低碘者忌食。

黄豆不宜生吃，夹生黄豆也不宜吃。黄豆不能与菠菜同食，因为食物中的维生素 C 会对铜的释放量产生抑制作用。

美国专门机构研究，吃豆奶长大的孩子成年后，引发甲状腺和生殖系统疾病的风险系数较大，因此，不要让婴幼儿喝豆奶，孕妇食用黄豆制品也要注意。

选购

以豆粒饱满完整、颗粒大、金黄色者为佳。

适用量

每餐 30 克左右。

总热量

359 千卡（每 100 克可食用部分）。

黄豆营养成分 （每100克可食用部分）

名称	含量	名称	含量
脂肪	16.0 克	钙	191.0 毫克
碳水化合物	34.2 克	锌	3.34 毫克
蛋白质	35.0 克	锰	2.26 毫克
维生素 A	37.0 微克	磷	465.0 毫克
维生素 E	18.9 毫克	硒	6.16 微克
烟酸	2.1 毫克	镁	199.0 毫克
纤维素	15.5 克	铁	8.2 毫克
硫胺素	0.41 毫克	铜	1.35 毫克
胡萝卜素	220.0 毫克	钾	1503.0 毫克
核黄素	0.2 毫克	钠	2.2 毫克

可降脂的谷物类

黑豆

减脂美容，软化血管，降低血压。

黑豆又名乌豆、黑大豆、冬豆等，是豆科植物大豆的黑色种子。《本草纲目》中记载"黑豆入肾功多，故能治水，消肿下气。治风热而活血解毒"，黑豆性味甘平，无毒，可归入

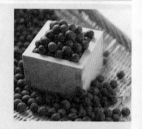

脾、胃二经。它营养丰富，富含蛋白质、脂肪、碳水化合物及钙等微量元素，是植物中营养最丰富的保健佳品，黑豆有助于长筋骨、悦颜面、乌发明目、延年益寿。黑豆一直被认为是药食两用的佳品。

降脂功效

黑豆中所含有的不饱和脂肪酸可以有效降低胆固醇，大量的镁元素也能够降低血清中的胆固醇。黑豆所含的植物蛋白不容易被机体吸收，并且能够抑制机体对于胆固醇的吸收，将胆固醇水平降低，保护心血管。所含的大量不饱和脂肪酸也可以降低胆固醇，多含有的植物固醇不仅不易被人体吸收，而且能够抑制人体对胆固醇的吸收，降低胆固醇在血液中的含量，对心血管有很好的保护作用。黑豆

中所含有的大量的大豆蛋白、亚油酸、卵磷脂、亚麻酸及丰富的钙等营养物质，能够降低脂肪和胆固醇、软化血管、降低血压、促进血液流通、预防心血管疾病。

其他功效

黑豆衣含有果胶、乙酰丙酸和多种糖类，能养血疏风、利尿解毒、明目益精。黑豆可以解百毒，善解五金、八石、百草诸毒及虫毒。

黑豆的营养成分与黄豆相似，叶酸、亚叶酸、核黄素、维生素 A 及胡萝卜素等含量丰富，蛋白质及铁质的含量也较高，并含有少量的大豆黄铜苷和染料木苷，这两种物质均有雌激素作用。

营养师健康提示

黑豆一次不宜食用过多，否则会产生胀气。黑豆不宜生食，易造成肠道堵塞，尤其是肠胃不好的人多食后会产生胀气现象，但是如果过度加热之后，部分营养成分又会被高温分解掉，所以烹制时应注意火候。黑豆有解毒作用，同时可以降低中药功效，因此正在服中药者忌食黑豆。

通常将黑豆制成黑豆浆、黑豆酸奶等，还有黑豆咖啡、黑豆冰激凌等食品。

黑豆用水浸泡，捣碎成糊状，冲汤调服可解毒，外敷可散肿。黑豆熟食利肠通便。

选购

黑豆以豆粒完整、大小均匀、乌黑的为佳。

适用量

每餐 20 克左右。

总热量

381 千卡（每 100 克可食用部分）。

黑豆营养成分 （每 100 克可食用部分）

名称	含量	名称	含量
蛋白质	36 克	膳食纤维	10.2 克
脂肪	15.9 克	钙	224 毫克
碳水化合物	33.6 克	磷	500 毫克
水分	9.9 克	钾	1377 毫克
维生素 A	5 微克 RE（视黄醇当量）	钠	3 毫克
维生素 B$_1$	0.2 毫克	镁	243 毫克
维生素 B$_2$	0.33 毫克	铁	7.0 毫克
维生素 PP	2.0 毫克	锌	4.18 毫克
维生素 C	–	铜	1.56 毫克
胡萝卜素	30 毫克	锰	2.83 毫克

可降脂的蔬菜类

黄瓜

减少胆固醇的吸收，美容抗衰老。

黄瓜又名胡瓜，西汉时从西域引进，之所以称为黄瓜是因为其成熟后全身都是黄色的缘故。在北魏时，采摘黄瓜要等色黄的时候。现在，黄瓜黄了只能留作种子用，不供食用，只有碧绿青翠的嫩黄瓜才招人喜欢。黄瓜脆嫩清香，营养丰富，是美容的佳品。

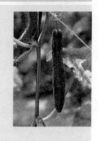

降脂功效

黄瓜里含有的丙醇二酸能够有效抑制血糖转化为脂肪，从而降低了脂肪在人体的堆积，尤其适合于心血管病患者。

黄瓜具有清热、解渴、利尿的作用，黄瓜中含有的大量纤维素能够促进肠道排出食物残渣，减少肠道对于胆固醇的吸收，从而降低血脂。

其他功效

近年来的临床实践还证明：黄瓜藤有良好的扩张血管、减慢心率的作用；黄瓜霜具有治疗咽喉疼痛的效果。

黄瓜还有一种特殊的美容功能，用黄瓜汁来清洁和保护皮肤，或用捣碎的黄瓜来舒展皱纹都颇为有效。最简便易行的方法，是将黄瓜切片抹患处，每日 2 ~ 3 次，此方法适用于防治因日晒引起的皮肤发黑、粗糙等，因黄瓜中所含的黄瓜油对吸收紫外线有良好的作用。动物实验证明，黄瓜头中含有的葫芦素 C 具有明显的抗肿瘤作用。

黄瓜含有丰富的钾盐，钾具有加速血液新陈代谢、排出体内多余盐分的作用，而黄瓜中的纳含量很低，能够维持人体中的酸碱平衡，有利尿降压的作用。黄瓜的热量很低，并且具有降血糖的作用。所以，对于糖尿病患者而言，黄瓜既可以用来当蔬菜也可以用来当药物。当人体浮肿时饮黄瓜汁或吃黄瓜可以减轻症状，常食黄瓜对保持肌肤弹性和防止血管硬化有一定的作用。

营养师健康提示

黄瓜适合在夏天酷暑或发热时食用，适宜高血脂、肥胖、癌症、水肿、糖尿病患者食用。黄瓜中的苦味素有抗癌的作用，"黄瓜头儿"含苦味素较多，不宜全部丢弃。黄瓜中的维生素含量较少，应与其他蔬果同食。

由于黄瓜性凉，胃寒者、生理期前后女性不宜食用；患有肝病、心血管病、肠胃病的人忌食黄瓜。

选购

以新鲜无蔫状的为佳。

适用量

每天 1 ~ 2 根。

总热量

15 千卡（每 100 克可食用部分）。

黄瓜营养成分 （每 100 克可食用部分）

名称	含量	名称	含量
脂肪	0.2 克	泛酸	0.2 毫克
蛋白质	0.8 克	烟酸	0.2 毫克
碳水化合物	2.4 克	膳食纤维	0.5 克
维生素 A	15 微克	钙	24 毫克
维生素 B_1	0.04 毫克	铁	0.5 毫克
维生素 B_2	0.04 毫克	磷	24 毫克
维生素 B_6	0.15 毫克	钾	102 毫克
维生素 C	9 毫克	钠	4.9 毫克
维生素 E	0.46 毫克	铜	0.05 毫克
维生素 K	34 微克	镁	15 毫克
胡萝卜素	0.09 毫克	锌	0.18 毫克
叶酸	25 微克	硒	0.38 微克

可降脂的蔬菜类

苦瓜

清热解毒，降血脂，降血糖，
防治高血脂、高血压。

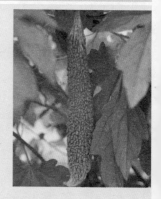

　　苦瓜为葫芦科植物苦瓜的果实，全国各地均有栽培，又名锦荔子、癞葡萄、癞瓜，是药食两用的食疗佳品。苦瓜作为餐桌上的佳肴，因其味苦、清香而特别诱人食欲。苦瓜的吃法很多，如炒苦瓜、干煸苦瓜、苦瓜炒肉丝等。苦瓜虽苦，但从不把苦味传给其他食物，苦瓜肉丝、苦瓜炖肉、清蒸苦瓜丸子等也深受大众喜爱，因此，苦瓜又被众多美食家誉为"君子菜"。

降脂功效

　　苦瓜的苦瓜素作用于肠道，使肠细胞孔网发生变化，拦截住脂肪和多糖等大分子进入，切断了三酸甘油酯和胆固醇的来源。苦瓜所含有的多胜肽类似胰岛素，能够明显降低血糖调节，脂肪平衡，是肥胖者、高血脂与高血糖患者理想的食疗食物。

其他功效

苦瓜对糖尿病的治疗效果十分明显，被人们誉为"植物胰岛素"。中医认为，苦瓜味苦性寒，入脾、胃经，有清暑除烦、解毒止痢之功效，适用于中暑烦躁、热渴引饮、痈肿痢疾等。

苦瓜味苦性寒，维生素 C 含量丰富，有除邪热、解疲劳、清心明目、益气壮阳的功效。国外科学家还从苦瓜中提炼出一种被称为奎宁精的物质，含有生物活性蛋白，能提高免疫系统功能，同时还利于人体皮肤新生和伤口愈合。所以常吃苦瓜还能增强皮层活力，使皮肤变得细嫩健美。苦瓜营养丰富，所含蛋白质、脂肪、碳水化合物等在瓜类蔬菜中较高，特别是维生素 C 含量每百克高达 125 毫克，约为冬瓜的 5 倍，黄瓜的 14 倍，南瓜的 21 倍，居瓜类之冠。苦瓜还含有粗纤维、胡萝卜素、苦瓜苷、磷、铁和多种矿物质、氨基酸等；苦瓜还含有较多的脂蛋白，可帮助人体免疫系统抵抗癌细胞，经常食用可以增强人体免疫功能。苦瓜的苦味，是由于它含有抗疟疾的喹宁，喹宁能抑制过度兴奋的体温中枢，因此，苦瓜具有清热解毒功效。

营养师健康提示

苦瓜本身味苦，一次不宜吃太多，女性生理期前后、体型瘦弱者不宜食用。

● 选购
要选择颜色青翠、新鲜的苦瓜。

● 适用量
每次约 100 克。

● 总热量
19 千卡（每 100 克可食用部分）。

苦瓜营养成分（每 100 克可食用部分）			
名称	含量	名称	含量
脂肪	0.1 克	泛酸	0.37 毫克
蛋白质	1.2 克	烟酸	0.3 毫克
碳水化合物	3 克	膳食纤维	1.5 克
维生素 A	10 微克	钙	34 毫克
B 族维生素	10.07 毫克	铁	0.6 毫克
维生素 B$_2$	0.04 毫克	磷	36 毫克
维生素 B$_6$	0.06 毫克	钾	200 毫克
维生素 C	125 毫克	钠	1.8 毫克
维生素 E	0.85 毫克	铜	0.06 毫克
维生素 K	41 微克	镁	18 毫克
胡萝卜素	0.06 毫克	锌	0.29 毫克
叶酸	72 微克	硒	0.36 毫克

可降脂的蔬菜类

冬瓜

祛除体内多余脂肪，减肥减重，预防动脉硬化。

冬瓜又称白瓜、枕瓜、水芝，产生于夏季，由于成熟后表面有一层白粉状物质，犹如冬天的白霜，所以称为"冬瓜"。它的肉质清凉，不含脂肪，碳水化合物含量少，故热值低，属于清淡性食物，是夏季极佳的消暑蔬菜。

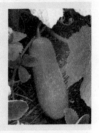

降脂功效

冬瓜本身不含有脂肪，冬瓜里的丙醇二酸能够抑制糖类转化为脂肪，烟酸能够降低血中胆固醇的含量。冬瓜含多种维生素和人体必需的微量元素，可调节代谢平衡，令皮肤光滑。冬瓜性寒，能养胃生津，清降胃火，促使体内淀粉和糖类转化为热能，去除脂肪和水分，是肥胖者的理想蔬菜。

其他功效

冬瓜含有丙醇二酸，它是一种能抑制糖类转化为脂肪的化合物，可预防人体内的脂肪堆积，具有减肥、降脂的功效，尤其适合糖尿病、肾病、高血压、冠心病患者食用。

冬瓜子中含有脲酶、组胺酸等成分，也有葫芦巴碱，可有效地预防哮喘的发生。《本草纲目》中记载，冬瓜可"去肿、定喘、止咳、化痰、除烦"。

夏天多食冬瓜能够解渴消暑、利尿，免生疔疮。冬瓜含有多种维生素和人体必需的微量元素，可调节代谢平衡，令肌肤洁白如玉，润泽光滑。

冬瓜属于高钾低钠食物，吃冬瓜能够利尿，从而有利于降低体重，降低血压。冬瓜不含脂肪，肥胖者常食冬瓜能够瘦身健体，经常食用冬瓜对高血压、肾炎水肿、动脉粥样硬化等有辅助治疗作用。

营养师健康提示

冬瓜特别适合患有肾脏病、糖尿病、高血压、高血脂、冠心病的人食用。

由于冬瓜性寒，久病、胃寒者、阴虚火旺者忌食，服用滋补药品时忌食。

冬瓜连皮一起煮汤，解热利尿的效果更好。

选购

选购冬瓜时用手指甲掐一下，以皮较硬、肉质致密者为佳。切开的冬瓜，以种子已成熟且变成黄褐色者为佳。

市场上的冬瓜有黑皮、绿皮和白皮三种，黑皮冬瓜肉厚，肉质致密，品质最好，所以购买时要选用黑皮冬瓜。

适用量

高血脂患者建议每日进食 300 克。

总热量

7 千卡（每 100 克可食用部分）。

冬瓜营养成分 （每 100 克可食用部分）

名称	含量	名称	含量
脂肪	0.2 克	胆固醇	—
蛋白质	0.4 克	钙	19.0 毫克
碳水化合物	2.6 克	锌	0.07 毫克
维生素 A	13.0 微克	锰	0.03 毫克
维生素 C	18.0 毫克	磷	12.0 毫克
维生素 E	0.08 毫克	硒	0.22 微克
硫胺素	0.01 毫克	镁	8.0 毫克
烟酸	0.3 毫克	铁	0.2 毫克
纤维素	0.7 克	铜	0.07 毫克
胡萝卜素	80.0 微克	钾	78.0 毫克
核黄素	0.01 毫克	钠	1.8 毫克

此外，冬瓜中还含有葫芦巴碱和丙醇二酸等有机物。

可降脂的蔬菜类

红薯

降低胆固醇，消脂减肥，延缓衰老。

红薯又称白薯、山芋、红苕、番薯、地瓜，味道甜美，可供给大量热量，部分地区以其为主食。原产于南美洲，我国很早就有栽培。以块根供食，光滑鲜脆，有圆、长、锤等形

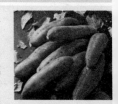

状。富含碳水化合物、膳食纤维、胡萝卜素、维生素以及钾、镁、铜、硒、钙等10余种元素。其中维生素 B_1、维生素 B_2 的含量分别比大米高6倍和3倍。特别是红薯中含有丰富的赖氨酸，而大米、面粉恰恰缺乏赖氨酸。营养丰富，又易于消化，被称为"长寿食品"。

降脂功效

红薯富含膳食纤维，可防止便秘，能够阻止糖分转化为脂肪，是理想的减肥食品。红薯能够预防心血管系统的脂质沉积，预防动脉粥样硬化，减少皮下脂肪，防治过度肥胖，预防高血脂。

红薯含有大量的胶原纤维素，纤维素与胆汁结合，能够抑制胆汁在小肠的吸收，而胆汁对胆固醇有消化作用，所以，适量吃红薯可有效降低血液胆固醇。

其他功效

红薯中的膳食纤维能够治疗痔疮和肛裂，红薯能够延缓衰老，预防骨质疏松症的发生，增强人体对于疾病的抵抗能力。

红薯富含钾、胡萝卜素、叶酸、维生素 C 和维生素 B_2，这 5 种成分均有助于预防心血管疾病的发生。

适量食用红薯能够预防心血管系统的脂质沉积，预防动脉粥样硬化，使皮下脂肪减少，避免出现过度肥胖，降低血压，延缓衰老，缓解疲劳，使人精力充沛。

营养师健康提示

凉红薯不宜食用，会导致胃腹不适。红薯制成的粉条不宜食用过多，否则大量铝元素沉积在体内，不利于健康。烂的红薯和发芽的红薯有毒。

红薯在胃中产酸，所以胃溃疡及胃酸过多的患者不宜食用。

红薯忌同柿子一起吃，以防胃柿石症。食用红薯一定要蒸熟煮透。因为红薯中淀粉的细胞膜不经高温破坏，难以消化。再者，红薯中的气化酶不经高温破坏，吃后会产生不适感。另外，食用红薯过量或不合理时，会引起腹胀、烧心、泛酸、胃疼等。所以食用不宜过量。中医诊断的湿阻脾胃、气滞食积者应慎食。

选购

以外皮完整结实，表皮少皱纹且无斑点、无腐烂者为佳。

适用量

进食 50 克的红薯就要减少相应的主食。红薯所含的热量为米、面的 1/3，因此，也可以用红薯代替主食来吃。

总热量

99 千卡（每 100 克可食用部分）。

红薯营养成分 （每100克可食用部分）

名称	含量	名称	含量
脂肪	0.2 克	膳食纤维	1.6 克
蛋白质	1.1 克	钙	23 毫克
碳水化合物	23.1 克	铁	0.5 毫克
维生素 A	125 微克	锰	0.11 毫克
维生素 B₁	0.04 毫克	锌	0.15 毫克
维生素 B₂	0.04 毫克	铜	0.18 毫克
维生素 C	26 毫克	磷	39 毫克
维生素 E	0.28 毫克	硒	0.48 微克
烟酸	0.6 毫克		

可降脂的蔬菜类

土豆

通便减肥，降低体内胆固醇。

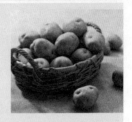

　　土豆学名马铃薯，又称为洋芋，既可以用作蔬菜也可以当作粮食。土豆与稻、麦、玉米、高粱一起称为全球五大农作物。土豆在欧洲被称为"第二面包"，在法国被称为"地下苹果"，很多地区都把土豆作为主食，土豆加工食物，风味独特，受到人们的普遍喜爱。土豆原产于南美洲的智利、秘鲁，古时候，土豆是印第安人的主食，后来传入欧洲，在 300 年前传入中国。土豆按季节分有春种土豆与秋种土豆两种，春种土豆肉质细嫩，秋种土豆含淀粉量高。按地区分，南方产的质地细密有韧性，北方产的个大质松，适宜加工成淀粉。

降脂功效

　　土豆在欧洲有"第二面包"之称，土豆是欧洲人主要食物之一，因为是低热能、高蛋白、多维生素和微量元素食品，是减肥的理想食物。所含有的膳食纤维可以促进胃肠蠕动，对于胆固醇的代谢起到加速作用，可以用来治疗习惯性便秘，预防体内血胆固醇增高，对于消化不良有特效。

土豆富含粗纤维，可促进肠胃蠕动和加速胆固醇在肠道内代谢的功效，具有通便和降低胆固醇的作用，可以治疗习惯性便秘和预防血胆固醇增高。

其他功效

土豆淀粉在体内吸收速度慢，是糖尿病患者理想的食疗蔬菜。

土豆含钾成分较高，吃适量的土豆可以降低中风概率。

土豆可以用来治疗消化不良，效果显著，是胃病和心脏病的良药以及优质保健食品。

营养师健康提示

土豆必须去皮挖眼才能吃，发青发芽的土豆都不能吃，以防龙葵素中毒。

孕妇也要慎食，以防发生妊娠危险。

土豆中含有丰富的营养物质，所以去皮不宜太厚。

白水煮土豆时，加点牛奶，不但味道好，而且可以防止土豆肉质发黄。

选购

应选表皮光滑、个体大小一致、没有发芽的土豆为好。

适用量

每餐可吃 200 克。

总热量

76 千卡（每 100 克可食用部分）。

土豆营养成分 （每 100 克可食用部分）

名称	含量	名称	含量
脂肪	2 克	烟酸	1.1 毫克
蛋白质	2 克	钙	8 毫克
碳水化合物	16.5 克	铁	0.8 克
维生素 A	5 微克	镁	23 毫克
维生素 C	27 毫克	钾	342 毫克
维生素 D	34 毫克	锰	14 毫克
胡萝卜素	0.8 微克	锌	37 毫克
膳食纤维	7 克	铜	12 毫克
胆固醇	—	磷	40 毫克
硫胺素	0.8 毫克	钠	2.7 毫克
核黄素	0.4 毫克	硒	7.8 微克
生物素	73 微克		

可降脂的蔬菜类

南瓜

预防血脂升高，改善血液循环，防止动脉硬化。

南瓜因产地不同而叫法各异，又名番瓜、麦瓜、倭瓜、金瓜、金冬瓜等。南瓜的适应性很强，南北各地都普遍栽培，为夏秋季的主要蔬菜之一。南瓜富含胡萝卜素、多种矿物质、人体必需的8种氨基酸和儿童必需的

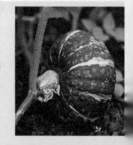

组氨酸、可溶性纤维、叶黄素、磷、钾、钙、镁、锌、硅等微量元素。现代营养学和医学表明，多食南瓜可有效防治高血压、糖尿病及肝脏病变，提高人体免疫能力。清代名医陈修园说："南瓜为补血之妙品。"常吃南瓜，可使大便通畅、肌肤丰美，尤其对女性有美容作用，清代名臣张之洞曾建议慈禧太后多食南瓜。南瓜还可以预防中风，因南瓜里含有大量的亚麻仁油酸、软脂酸、硬脂酸等，这些均为优质油脂。

降脂功效

南瓜含有大量的果胶纤维素，与淀粉类食物混合时，可使身体对脂肪与糖类的吸收减慢而推迟胃

排空时间，并改变肠蠕动的速度，从而降低了肠胃对于脂肪与糖类的吸收，降低了血脂血糖，是预防高血脂与糖尿病的理想食物。

南瓜中含大量的维生素 E，能够显著降低血脂，防止动脉硬化，改善人体血液循环。

其他功效

南瓜及南瓜子具有降脂、防癌、保养男性前列腺和肾脏、驱虫以及止血等多项保健功能。

南瓜中含量较高的钴，是胰岛细胞合成胰岛素所必需的微量元素，这一点是其他任何蔬菜都无法比拟的，常吃南瓜有助于防治糖尿病。

南瓜中含有果胶，能够延缓肠道对脂质的吸收，中和并清除体内重金属和部分农药以防中毒。

南瓜能够有效防治高血压以及肝脏和肾脏的某些病变，南瓜能够消除亚酸胺的突变作用，能够防癌，同时能够增强肝肾细胞的再生能力。

营养师健康提示

南瓜对于肥胖者与中老年人尤其合适，南瓜是糖尿病人良好的食物，糖尿病患者可以将南瓜制成南瓜粉，以长期少量使用。但患有黄疸型肝炎、脚气等症的患者不能食用。腌鱼、腌肉吃太多时，可以吃南瓜来中和。用南瓜和大米熬粥，对体弱气虚的中老年人大有好处。

选购

要选择新鲜的、没有外伤的南瓜。

适用量

每次约100克。

总热量

22千卡（每100克可食用部分）。

南瓜营养成分 （每100克可食用部分）

名称	含量	名称	含量
脂肪	0.1克	泛酸	0.5毫克
蛋白质	0.7克	烟酸	0.4毫克
碳水化合物	4.5克	膳食纤维	0.8克
维生素A	148微克	钙	16毫克
维生素B₁	0.03毫克	铁	0.4毫克
维生素B₂	0.04毫克	磷	24毫克
维生素B₆	0.12毫克	钾	287毫克
维生素C	8毫克	钠	0.8毫克
维生素E	0.36毫克	铜	0.03毫克
维生素K	26微克	镁	8毫克
膳食纤维	0.8克	锌	0.14毫克
胡萝卜素	0.89毫克	锌	0.46毫克
叶酸	80微克	硒	0.46微克

可降脂的蔬菜类

胡萝卜

防止血脂升高，降血压，
预防高血脂、高血压。

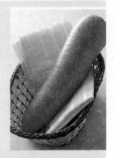

胡萝卜又称为红萝卜、黄萝卜，颜色鲜艳，清脆多汁，含有丰富的营养，对于人体大有裨益，所以被誉为"小人参"。胡萝卜原产于中亚西亚一带，元末传入我国，故称胡萝卜。有紫红、橘黄、红、姜黄等品种。胡萝卜富含胡萝卜素，1 分子的胡萝卜可以得到 2 分子的维生素 A，所以又被称为胡萝卜 A 原。胡萝卜不仅含糖量高于一般蔬菜，而且富含蛋白质、脂肪、矿物质及丙种维生素等多种营养成分。胡萝卜是一种难得的集果蔬药于一身的食物，深受人们喜爱。

降脂功效

胡萝卜中的胡萝卜素与维生素 A 是溶脂性物质，可以溶解脂肪。胡萝卜还含有槲皮素、山柰酚等，能增加冠状动脉血流量，从而降低血压、血脂。富含的果酸胶钙与胆汁结合后可以从大便中排出，而要产生胆汁酸就要动用身体里的胆固醇，将血液中的胆固醇水平降低。

胡萝卜中含有五种必需氨基酸，十几种酶以及钙、磷、铁、锰、钴等矿物元素和维生素，这些成分对于防止血脂升高、预防动脉粥样硬化很有好处。

◆ 其他功效

胡萝卜所含有的大量胡萝卜素，可以促进机体的正常生长与繁殖，维持上皮组织，防治呼吸道感染，保持视力正常，可治疗夜盲症和眼干燥症。胡萝卜中的 B 族维生素和维生素 C 等营养成分有滋润皮肤、抗衰老的功效。胡萝卜含有琥珀酸钾，可防治血管硬化与高血压，妇女多食胡萝卜可以预防卵巢癌。

胡萝卜中的琥珀酸钾盐是降低血压的有效成分，高血压患者饮用胡萝卜汁可以使血压迅速降低。胡萝卜含有较多的核黄素和叶酸，叶酸也具有抗菌作用，胡萝卜中的木质素也能够提高机体的抗癌免疫力和间接消灭癌细胞的作用。

◆ 营养师健康提示

因为胡萝卜中的胡萝卜素与维生素 A 是溶脂性物质，必须用油炒熟食用，胡萝卜与酒同食会在肝脏里产生毒素，导致肝病，过量食用胡萝卜会使肤色变成橙黄色。

◆ 选购

选购体形圆直、表皮光滑、色泽橙红、无须根的胡萝卜为佳。

适用量

每餐约 1 根。

总热量

37 千卡（每 100 克可食用部分）。

胡萝卜营养成分（每 100 克可食用部分）

名称	含量	名称	含量
脂肪	0.2 克	胆固醇	—
蛋白质	1.0 克	钙	32.0 毫克
碳水化合物	8.8 克	锌	0.23 毫克
维生素 A	688.0 微克	锰	0.24 毫克
维生素 C	13.0 毫克	磷	27.0 毫克
维生素 E	0.41 毫克	硒	0.63 微克
硫胺素	0.04 毫克	镁	14.0 毫克
烟酸	0.6 毫克	铁	1.0 毫克
纤维素	1.1 克	铜	0.08 毫克
胡萝卜素	4130.0 微克	钾	190.0 毫克
核黄素	0.03 毫克	钠	71.4 毫克

可降脂的蔬菜类

莴笋

降低脂肪和胆固醇，降低血糖，预防高血脂、糖尿病。

莴笋，又名莴苣、生笋、白笋、千金菜等。莴笋口感鲜嫩，色泽淡绿，如同碧玉一般，制作菜肴可荤可素，可凉可热，口感爽脆。它还具有独特的营养价值。莴苣是绿叶类蔬菜中种类、品种极多的一种，对人体健康具有重要意义。

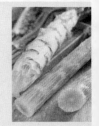

降脂功效

莴笋的脂肪含量很低，所以食用莴笋能够避免体内摄入大量的脂肪。莴笋中含有大量的膳食纤维和维生素，能够促进肠胃蠕动，延缓肠道对于脂肪与胆固醇的吸收，从而降低体内脂肪与胆固醇的含量，是预防与治疗高血脂的理想食物。

其他功效

莴笋可刺激胃肠蠕动，对糖尿病引起的胃轻瘫以及便秘有辅助治疗作用。莴笋中所含的钾离子是钠离子的27倍，能刺激消化液的分泌，促进食欲，并能改善肝脏功能，有助于抵御风湿性疾病和痛风。莴笋含钾量最高，有利于促进排尿，减少对心房的压力，对高血压和心脏病患者极为有益。莴笋含有少量的碘元素，它对人的基础代谢、心智和体格发育甚至情绪调节都有重大影响，因此莴笋具有镇静作用，经常食用有助于消除紧张、帮助睡眠。莴笋中富含氟元素，可参与牙齿与骨骼的生长。莴笋中所含有机化合物中富含人体可吸收的铁元素，对有缺铁性贫血病人十分有利。莴苣的提取物对某些癌细胞有很高的抑制率，可用来防癌抗癌。

莴笋含胰岛素激活剂，对糖尿病病人有益。同时，它还属高纤维素食物，可延缓糖尿病病人肠道中食物的消化和葡萄糖的吸收，有助于控制餐后血糖。莴笋含有较丰富的烟酸，烟酸是胰岛素激活剂，经常食用对防治糖尿病有所帮助。

营养师健康提示

莴笋叶的营养远远高于莴笋茎，因为其叶比茎所含胡萝卜素高出 72 倍多，维生素 B_1 含量是茎的 2 倍，维生素 B_2 含量是茎的 5 倍，维生素 C 含量是茎的 3 倍，因此莴笋叶丢弃不吃实在是太可惜了。此外，秋季爱患咳嗽的人，多吃莴笋叶还可平咳。莴笋中含有刺激视神经的物质，患眼疾尤其是夜盲症的人不宜进食。莴笋怕咸，在烹制时少放盐才好吃。

在烹饪方面也要注意以下几个方面：第一，莴笋怕咸，盐放少才好吃。第二，焯莴苣时要注意时间和温度，焯的时间过长、温度过高会使莴苣绵软，失去清脆口感。

选购

挑选叶绿、根茎粗壮、无腐烂疤痕的新鲜莴笋。

适用量

每次约 60 克。

总热量

14 千卡（每 100 克可食用部分）。

莴笋营养成分 （每 100 克可食用部分）

名称	含量	名称	含量
脂肪	0.1 克	泛酸	0.23 毫克
蛋白质	1 克	烟酸	0.5 毫克
碳水化合物	2.2 克	膳食纤维	0.6 克
维生素 A	25 微克	钙	23 毫克
维生素 B$_1$	0.02 毫克	铁	0.9 毫克
维生素 B$_2$	0.02 毫克	磷	48 毫克
维生素 B$_6$	0.05 毫克	钾	318 毫克
维生素 C	4 毫克	钠	36.5 毫克
维生素 E	0.19 毫克	铜	0.07 毫克
维生素 K	54 微克	镁	19 毫克
胡萝卜素	0.15 毫克	锌	0.33 毫克
叶酸	120 微克	硒	0.54 微克

可降脂的蔬菜类

茄子

预防血清胆固醇水平升高，软化微细血管，预防血管疾病。

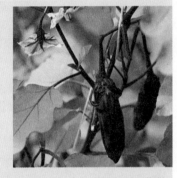

茄子是茄科植物茄的果实，其别名叫落苏、草鳖甲。名落苏者，因其味老如酥故得其雅名；而谓之草鳖甲者，是因古人善以干茄治疗疟疾寒热，加之鳖甲亦有清热除湿、滋阴治疟之功，和干茄同类，故在避讳其名中，则又冠以草鳖甲之名也。茄子的种类很多，正如苏颂所说："茄子处处有之。其类有数种：紫茄、黄茄，南北通有；白茄、青水茄，唯北土有之。"故从形态上讲，现代常见的茄子有圆茄、灯泡茄、线茄等三种；从颜色上分，又有紫茄、白茄、青茄等。至于烹调食疗之法，除了炒、烧、焖、烤、油炸、煎煮、凉拌、做汤、熬羹、制酱、制粉冲服或外用，或辅以鸡、鸭、猪、牛、羊等动物之肉食用外，还可以制成酒剂饮服，用以防病保健。

降脂功效

茄子是为数不多的紫色蔬菜之一，富含维生素A与维生素P。维生素P可降低胆固醇，而且可以软化微细血管，对于高血压，动脉硬化和坏血症有一定的防治作用。茄子纤维中的皂角苷具有降低胆固醇的功效，含有龙葵素对癌症有一定的抑制作用。

其他功效

茄子的营养比较丰富，含有蛋白质、脂肪、碳水化合物、多种维生素以及钙、磷、铁等多种营养成分。特别是维生素P的含量很高，每100克中即含维生素P700微克，这是许多蔬菜水果望尘莫及的。维生素P能使血管壁保持弹性和生理功能，防止硬化和破裂，所以经常吃些茄子，有助于防治高血压、冠心病、动脉硬化和出血性紫癜。中医学认为，茄子属于寒凉性质的食物，所以夏天食用，有助于清热解暑。由此可见，吃茄子有益健康。

营养师健康提示

秋后的老茄子含有较多茄碱，不宜多吃。油炸的茄子会大量流失其含有的维生素P，可挂糊上浆后再炸，能减少营养损失。手术前不宜吃茄子，因为会延缓麻醉药的作用。

选购

新鲜的茄子为深紫色，有光泽，柄未干枯，粗细均匀，无斑。

适用量

每次约 150 克。

总热量

14 千卡（每 100 克可食用部分）。

茄子营养成分 （每 100 克可食用部分）

名称	含量	名称	含量
脂肪	0.3 克	烟酸	0.5 毫克
蛋白质	0.8 克	膳食纤维	1.3 克
碳水化合物	4 克	钙	32 毫克
维生素 A	63 微克	铁	0.4 毫克
维生素 B$_1$	0.03 毫克	磷	19 毫克
维生素 B$_2$	0.04 毫克	钾	152 毫克
维生素 B$_6$	0.06 毫克	钠	11.3 毫克
维生素 C	8 毫克	铜	0.1 毫克
维生素 E	1.13 毫克	镁	13 毫克
胡萝卜素	0.04 毫克	锌	0.23 毫克
泛酸	0.6 毫克	硒	0.48 微克

可降脂的蔬菜类

洋葱

杀菌、降脂、降压，预防高血脂和冠心病。

洋葱又名葱头、玉葱、圆葱，属百合科植物，有辛辣香气，在国外被誉为"菜中皇后"。洋葱的营养价值很高，是集营养、保健、医疗为一身的蔬菜。日本的科学家认为，经常食用洋葱可以长期稳定血压，对人体的动脉血管起到很好的保护作用。洋葱除含一般营养素外，还含有杀菌、利尿、降脂、降压、抗癌等生物活性物质。

降脂功效

洋葱是极少数含有前列腺素A的蔬菜，能够扩张血管，降低血液黏稠度和血压血脂，从而预防血栓。

洋葱中的硫化合物能够制造辣味，可以直接抑制肝脏中胆固醇的合成。洋葱所含有的硒能够防止血脂氧化沉积，并将已经沉积的胆固醇加以辨别。所含的槲皮素能够抑制自由基的攻击，从而维护血管健康，对防治肿瘤发生也有益。

其他功效

洋葱中的蒜素及多种含硫化合物在较短时间内

可杀死多种细菌和真菌。洋葱中所含的这些植物杀菌素还具有刺激食欲、帮助消化的作用，同时，由于它经由呼吸道、泌尿道、汗腺排出时，能刺激管道壁分泌腺体，所以又有祛痰、利尿、发汗，预防感冒以及抑菌防腐的作用。

洋葱中所含有的物质硒是一种很强的抗氧化剂，它的特殊作用是使人体产生大量的谷胱甘肽。而谷胱甘肽的生理作用就是输送氧气供细胞呼吸，人体内硒的含量增多，能够增强细胞的活力和代谢能力，抗衰老，癌症的发病率也会大大下降。

食用洋葱还能够提高骨密度，有助于防治骨质疏松症。

营养师健康提示

洋葱特别适合高血脂、高血压、动脉硬化等心血管疾病、糖尿病、癌症、痢疾、急慢性肠胃炎患者以及消化不良者。

不可过量食用。因为它易产生挥发性气体，过量食用会产生胀气和排气过多，给人造成不快。凡有皮肤瘙痒性疾病和患有眼疾、眼部充血者应少食。另外，洋葱和海带不能同吃，否则会引起便秘；蜂蜜与洋葱同食会腹胀、腹泻，而且对眼睛也有害。

选购

选购洋葱时，应以球体完整，没有裂开或损伤；表皮完整光滑，没有腐烂情形者为佳。将洋葱放到通气的容器里，置放在通风良好的阴凉处是最好的保存方法。

适用量

每日约 50 克。

总热量

37 千卡（每 100 克可食用部分）。

洋葱营养成分 （每 100 克可食用部分）

名称	含量	名称	含量
脂肪	0.2 克	泛酸	0.19 毫克
蛋白质	1.1 克	烟酸	0.2 毫克
碳水化合物	8.1 克	膳食纤维	0.9 克
维生素 A	3 微克	钙	24 毫克
维生素 B₁	0.03 毫克	铁	0.6 毫克
维生素 B₂	0.03 毫克	磷	39 毫克
维生素 B₆	0.16 毫克	钾	138 毫克
维生素 C	8 毫克	钠	4.4 毫克
维生素 E	0.14 毫克	铜	0.05 毫克
生物素	210 微克	镁	15 毫克
胡萝卜素	20 毫克	锌	0.23 毫克
叶酸	16 微克	硒	0.92 微克

可降脂的蔬菜类

辣椒

防止脂肪在体内堆积，降脂减肥。

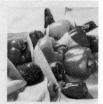

　　辣椒在我国东南沿海地区称为番椒，在四川等地又被称为辣子、辣茄、辣虎，是一种茄科植物，成熟后变成红色、黄色等鲜艳的颜色。是各地人民都喜欢吃的调味品与蔬菜，是多种维生素的重要来源。新鲜的辣椒含有丰富的维生素 C，而用来调味的干辣椒则含有丰富的维生素 A。辣椒分为青红两种，都可用作蔬菜食用，均有刺激的辣味，食用后舌头上有灼热感。辣椒还可以用来做调料，特别是红辣椒，印度人称其为"红色牛排"。在我国，人们常用它来烹调菜肴。

降脂功效

　　辣椒中所特有的辣椒素能够促进脂肪的新陈代谢，阻止脂肪在体内堆积，从而能够很好地降脂、减肥。用来调味的干辣椒含有的维生素 C 可以改善人体内循环，降低毛细血管脆弱，降低胆固醇。

其他功效

　　常食辣椒能够增强体力，缓解疲劳，可防止坏血病，对于牙龈出血、贫血、血管脆弱有辅助疗效。

辣椒中含有的辣椒素、二氢辣椒素、胡萝卜素、维生素C、维生素P及钙、磷、铁等营养成分，能够刺激口腔与胃肠，促进消化液分泌，有利于改善食欲。

辣椒辛温，能够通过发汗而降低体温，缓解肌肉疼痛，有解热镇痛疗效，能够抑制胃腹里的寄生虫。

辣椒中的辣椒素不仅能够刺激唾液及胃液分泌，使胃肠蠕动加快，还可以提高胰岛素的分泌量，同时负责保护调节葡萄糖代谢的激素，显著降低血糖水平。辣椒中含有丰富的维生素C，能够增强人体对感染的抵抗力，促进骨骼正常发育及伤口愈合，特别是能刺激造血功能，对红细胞的成熟起一定的作用。

营养师健康提示

辣椒与鸡蛋同炒，两者所含有的营养素能够起到营养互补的作用，可以使人体吸收的营养更加全面；辣椒、鱼、空心菜同吃，可以降血压、降血脂、止头痛、解毒消肿，防治糖尿病和龋齿疼痛。

由于辣椒中含有辣椒素，食用过多，会剧烈刺激胃黏膜，引起胃痛、腹泻病，使肛门灼热刺痛，促使痔疮发生，故食管炎、胃肠炎、胃溃疡以及痔疮患者均应少食或忌食辣椒。

甲亢患者常常处于高度兴奋状态，不宜吃辣椒等强烈刺激的食物；又由于人体代谢中，辛辣成分主要是通过肾脏排泄，这样就会对肾脏实质细胞有不同程度的刺激作用，所以肾脏病患者也不宜食用辣椒。

选购

质量好的辣椒表皮有光泽，无破损，无皱缩，形态丰满，无虫蛀。

适用量

每次宜进食 80 ~ 100 克，红辣椒 10 克。

总热量

23 千卡（每 100 克可食用部分）。

辣椒营养成分 （每 100 克可食用部分）

名称	含量	名称	含量
脂肪	3 克	烟酸	0.5 毫克
蛋白质	1.4 克	钙	15 毫克
碳水化合物	3.7 克	铁	7 毫克
维生素 A	57 微克	磷	33 毫克
维生素 C	62 毫克	钾	209 毫克
维生素 E	88 毫克	钠	2.2 毫克
胡萝卜素	6 微克	铜	11 毫克
胆固醇	－	镁	15 毫克
膳食纤维	2.1 克	锌	0.22 毫克
硫胺素	0.3 毫克	硒	62 微克
核黄素	0.4 毫克	锰	14 毫克

可降脂的蔬菜类

韭菜

降低血清胆固醇，对高血脂和冠心病有益。

韭菜又名起阳草，性温，味甘辛，颜色碧绿，味道浓郁，是人们喜食蔬菜之一。其不仅是调味的佳品，而且是营养含量极高的佳蔬良药。韭菜除了含有蛋白质、脂肪、碳水化合物，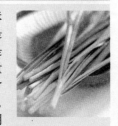最有价值的就是含有丰富的胡萝卜素与维生素 C，在蔬菜中处于领先地位。

降脂功效

韭菜中含有挥发性精油，可促进食欲，降低血脂，对于高血脂、高血压与冠心病有一定的疗效。韭菜中含有大量的膳食纤维与硫化物，能够降低胆固醇，有效预防高脂血症。

其他功效

韭菜中含有的较多的膳食纤维可以把消化道中的头发、沙粒、金属屑甚至是针包裹起来，随同大便排出体外，故韭菜有"洗肠草"之称。

韭菜是辛温补阳之品，药典上有"起阳草"之称。韭菜含有丰富的纤维素，促进肠胃蠕动，能够预防肠癌。韭菜温中行气、散血解毒、保暖、健胃整肠的功效，用于反胃呕吐、消渴、吐血、尿血、痔疮等症，都有相当好的缓解作用。

针对老人，韭菜可以用来治疗尿频：取新鲜韭菜 50 克，洗干净切段。先用粳米煮粥，粥煮好以后放入韭菜、熟油、精盐、味精，同煮至米粥黏稠即可。每日 2 ～ 3 次温热服食，有温补肾阳、固精止遗的功效，可治疗肾阳虚、遗尿和尿频。

针对女人，韭菜可以用来祛斑减肥：韭菜含有挥发性精油和含硫化合物，能降低血脂及扩张血脉，使黑色素细胞内酪氨酸系统功能增强，从而导致皮肤毛囊的黑色素改变，起到消除皮肤白斑和使头发乌油发亮的效果。韭菜还含有丰富的植物纤维素，具有减肥的作用。患有皮肤白斑症的女性，常吃韭菜可以达到祛斑、减肥的双重效果。

营养师健康提示

隔夜的熟韭菜不能再吃，韭菜不能够与蜂蜜、牛肉同食，阴虚火旺，有眼疾和胃肠虚弱者不宜多食。

选购

春季的韭菜品质最好，夏季的最差。要注意选择嫩叶韭菜为宜。

适用量

每次 50 克。

总热量

26 千卡（每 100 克可食用部分）。

韭菜营养成分 （每 100 克可食用部分）

名称	含量	名称	含量
脂肪	4 克	膳食纤维	1.4 克
蛋白质	2.4 克	钙	42 毫克
碳水化合物	3.2 克	铁	1.6 毫克
维生素 A	235 微克	磷	38 毫克
维生素 C	24 毫克	钾	247 毫克
维生素 E	96 毫克	钠	8.1 毫克
硫胺素	0.2 毫克	铜	0.8 毫克
核黄素	0.9 毫克	镁	25 毫克
胆固醇	–	锌	43 毫克
胡萝卜素	0.8 微克	锰	43 毫克
烟酸	8 毫克	硒	1.38 微克

可降脂的蔬菜类

莲藕

降低胆固醇，减少脂质吸收，预防高血脂和缺铁性贫血。

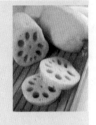

莲藕又称莲菜，微甜而脆，可生食也可做菜，药用价值极高，是上好的滋补佳品。莲藕在清朝咸丰年间被钦定为御膳贡品。藕是莲藕的地下茎的膨大部分，莲藕属睡莲科。莲藕主要分布于长江流域和南方各省，秋、冬及春初均可采挖。

藕呈短圆柱形，外皮粗厚，为灰白色或银灰色，内部白色；节部中央膨大，内有大小不同的孔道若干条，排列左右对称；体较重，质脆嫩。在我国食用栽培的莲藕，可分为两大类：第一类为藕用种。其根茎较肥大，外皮白色，肉质脆嫩，味甜，产量高，结莲子不多；第二类为莲用种，莲较小，肉质稍带灰色，品质较差，但结果多，主要采收莲子。

作为蔬菜食用以藕用种为主。莲藕，微甜而脆，十分爽口，可生食也可做菜，而且药用价值相当高，是老幼妇孺、体弱多病者上好的食品和滋补佳珍。

降脂功效

莲藕中含有大量的膳食纤维，能够降低胆固醇含量，多食莲藕能够改善脾胃的消化功能，对于防止脂肪在体内堆积，形成高血脂极为有益。莲藕中含有黏液蛋白和膳食纤维，能与人体内胆酸盐，食物中的胆固醇及甘油三酯结合，使其从粪便中排出，从而减少脂类的吸收。

其他功效

莲藕含铁量极高，常食可预防缺铁性贫血。莲藕含有的丹宁酸有收缩血管和止血的作用，对于瘀血、吐血、尿血、便血者及产妇极为合适。莲藕富含维生素 C 与膳食纤维，对于肝病、便秘、糖尿病等症患者颇有裨益。

藕的营养价值很高，富含铁、钙等微量元素，植物蛋白质、维生素以及淀粉含量也很丰富，有明显的补益气血，增强人体免疫力作用，故中医称其"主补中养神，益气力"。

营养师健康提示

莲藕忌用铁器，否则容易发黑。

老幼妇孺、体弱多病者尤宜，特别适宜高热、吐血、高血压、肝病、食欲不振、缺铁性贫血、营养不良者多食用。

藕性偏凉，产妇不宜过早食用；藕性寒，生吃清脆爽口，但碍脾胃。脾胃消化功能低下、大便溏泄者不宜生吃。

藕煎汤内服顺气宽中，炒炭可止血散瘀，用于

各种出血症。一般产后 1 ~ 2 周后再吃藕可以逐渐
得到缓解。

选购

要选择两端的节很细、藕身圆而笔直、用手轻
敲声厚实、皮颜色为淡茶色、没有伤痕的藕。

适用量

每餐约 200 克。

总热量

70 千卡（每 100 克可食用部分）。

莲藕营养成分 （每 100 克可食用部分）			
名称	含量	名称	含量
脂肪	2 克	钙	39 毫克
蛋白质	1.9 克	铁	1.4 毫克
碳水化合物	15.2 克	磷	58 毫克
维生素 A	3 微克	钾	243 毫克
维生素 C	44 毫克	钠	44.2 毫克
维生素 E	73 毫克	铜	11 毫克
硫胺素	9 毫克	镁	19 毫克
核黄素	0.3 毫克	锌	23 毫克
膳食纤维	1.2 克	锰	1.3 毫克

可降脂的蔬菜类

魔芋

减少体内胆固醇含量，降低血脂，排毒减肥。

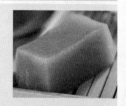

魔芋又称为鬼芋、鬼头。天南星科，多年生草本植物，主要产于东半球热带、亚热带地区。中国和日本是世界上两大魔芋生产国。魔芋的主要成分为一种可溶性膳食纤维——葡甘露聚糖，魔芋的热量很低，含有的葡甘露聚糖吸水后能膨胀至原体积的 30 ~ 100 倍，食用后有饱足感，因而被公认为理想的减肥食品。魔芋是优质膳食纤维、低热量、低脂肪、低蛋白质、吸水性强、膨胀力大的清淡食品，有"胃肠清道夫""天赐神药"的美誉。

降脂功效

由于魔芋含有大量的水溶性纤维，能够吸收胃里的糖分，是糖尿病患者与肥胖者患者的理想食品。魔芋能够有效吸收胆固醇的胆汁素，减少了胆固醇在体内的含量，从而可以用来降低血脂。魔芋中的葡甘露聚糖吸水膨胀，食后有饱腹感，是理想的减肥食品，因此有这样一种说法"不想胖，吃魔芋；要想瘦，吃魔芋；要想肠胃好，还是吃魔芋"。

其他功效

魔芋中所含的葡甘露聚糖对降低糖尿病患者的血糖有较好的效果。魔芋所含黏液蛋白能预防动脉硬化和防治心脑血管疾病，能够提高人体免疫力。所含的甘露糖苷对癌细胞代谢有干扰作用，能够预防癌症。所含有的膳食纤维能够防治便秘等肠道病症。魔芋还具有补钙、平衡盐分、洁胃、整肠、排毒等作用。

魔芋能够延缓葡萄糖的吸收，有效地降低餐后血糖。

营养师健康提示

生魔芋有毒，必须煎煮 3 小时以上方可食用，且每次不宜过量。

魔芋凝胶很有嚼头，但本身却没有浓厚的味道，很多人会吃不习惯，而用很重的调味料来增加它的风味。这么一来很可能把本来低热量的魔芋做成了热量不低、含钠却很高的菜肴。宜清淡饮食的高血脂病患者切不可效仿。

选购

购买魔芋时以有弹性、水分多而不会很软的魔芋为佳。袋装魔芋可以直接保存。一次未吃完的可以放到冰箱冷藏，但是必须每天都换水。

适用量

魔芋每次进食要控制在 80 克左右。

总热量

7 千卡（每 100 克可食用部分）。

魔芋营养成分 （每 100 克可食用部分）

名称	含量	名称	含量
脂肪	0.1 克	叶酸	2 毫克
蛋白质	0.1 克	钙	68 毫克
碳水化合物	3.3 克	磷	7 毫克
胆固醇	–	钾	44 毫克
膳食纤维	3 克	钠	2 毫克
维生素 A	15 微克	镁	26 毫克
维生素 B_1	0.02 毫克	铁	0.6 毫克
维生素 B_2	0.03 毫克	锌	3 毫克
维生素 E	0.11 毫克	铜	0.11 毫克
烟酸	6 毫克	硒	1.85 微克
生物素	87 微克		

可降脂的蔬菜类

空心菜

降低胆固醇、甘油三酯、
健美皮肤、预防癌症。

空心菜又名无心菜、通心菜，为旋花科，甘薯属，一年生或多年生草本植物。以嫩茎、叶炒食或做汤，富含各种维生素、矿物盐，为夏秋季节主要绿色蔬菜之一。空心菜末梢中的蛋白质含量比西红柿高 4 倍，钙含量比西红柿高 12 倍多，空心菜含有较多的胡萝卜素。

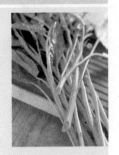

降脂功效

空心菜中的粗纤维的含量比较多，这种食用纤维是由纤维素、半纤维素、木质素、胶浆及果胶等组成的，具有促进肠蠕动、通便解毒的功效。实验证明，空心菜的水浸出液，能够降低胆固醇、甘油三酯，是减肥降脂的佳品。

其他功效

空心菜中所含有的叶绿素有"绿色精灵"之称，可洁齿除口臭，健美皮肤，是美容佳品。空心菜是碱性食物，并含有钾、氯等调节水液平衡的元素，食后可降低肠道的酸度，预防肠道内的菌群失调，对预防癌症有益。空心菜的叶子中含有一定的"植物胰岛素"成分，可以帮助糖尿病患者控制血糖。空心菜汁对金黄色葡萄球菌、链球菌等有抑制作用，夏季常吃可防暑解热，防治痢疾。

典籍记载

《本草纲目》云："蕹菜能节节生芽，一本能成一畦。"

《南方草木状》："能解冶葛毒。"

《医林纂要》："解砒石毒，补心血，行水。"

《岭南采药录》："食狗肉中毒，煮食之。"

《广州植物志》："内服解饮食中毒，外用治一切胎毒，肿物和扑伤。"

《陆川本草》："治肠胃热，大便结。"

营养师健康提示

空心菜宜旺火快炒，避免营养流失，空心菜性寒滑利，体质虚弱、脾胃虚寒者不宜进食，血压偏低者禁食，女性月经期间应少食或不食。

选购

要选择水分充足的新鲜空心菜。

适用量

每次50克即可。

总热量

20 千卡（每 100 克可食用部分）。

空心菜营养成分 （每 100 克可食用部分）

名称	含量	名称	含量
蛋白质	2.2 克	维生素 E	1.09 毫克
脂肪	0.3 克	钙	99 毫克
碳水化合物	3.6 克	磷	38 毫克
胆固醇	–	钾	243 毫克
膳食纤维	1.4 克	钠	94.3 毫克
维生素 A	253 微克	镁	29 毫克
胡萝卜素	1520 微克	铁	2.3 毫克
维生素 B$_1$	0.03 毫克	锌	0.39 毫克
维生素 B$_2$	0.08 毫克	硒	1.2 微克
烟酸	0.8 微克	铜	0.1 毫克
维生素 C	25 毫克	锰	0.67 毫克

可降脂的蔬菜类

菜菜

降低脂肪，加快胆固醇排出体外，抗氧化，防治便秘。

菠菜又称赤根菜、波斯菜，在中国古代被称为"红嘴绿鹦哥"，古代阿拉伯人则称其为"蔬菜之王"，其不仅富含胡萝卜素和酶，也是维生素 B_6、维生素 E、叶酸、铁和钾的极佳来源。

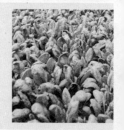

降脂功效

菠菜能够清理人体肠胃热毒，能够养血止血，润燥，防治便秘，有助于降低脂肪。菠菜中大量的高纤维可缓解血糖上升速率，刺激肠胃蠕动，帮助排便和排毒，加快胆固醇的排出，有利于脂肪和糖分代谢，是控制高血脂与高血糖的必需物质。

其他功效

菠菜是养颜佳品，对于缺铁性贫血极为有效，能够使面色红润。

菠菜所含的类胰岛素物质能够保持血糖稳定，对于预防糖尿病有一定作用。

菠菜含有大量的维生素能够防止口角炎、唇炎、舌炎、皮炎、阴囊炎、夜盲等维生素缺乏症。

菠菜含有大量抗氧化剂有助于防止大脑老化，防治老年痴呆症，既能够激活大脑功能，又可增强青春活力，有助于防治大脑的老化。

菠菜还可以保护视力，降低视网膜退化的危险。

营养师健康提示

凡腹泻、脾胃虚者不能食；肾功能不全者也不要多吃菠菜。

菠菜不能与豆腐同吃，因为菠菜所含草酸较多，易与钙结合形成草酸钙而不利于人体对钙的吸收。

菠菜食用前应该先用沸水烫软，捞出再炒。菠菜尽可能与海带、蔬菜、水果等碱性食物同食，可促进草酸钙溶解排出，防止结石。电脑工作者及爱美人士应该常吃菠菜。

选购

以叶片深绿色、新鲜、没有蛀洞、在秋冬季节生长的为佳。

适用量

每次 80 克左右。

总热量

24 千卡（每 100 克可食用部分）。

菠菜营养成分 （每 100 克可食用部分）

名称	含量	名称	含量
脂肪	0.3 克	泛酸	0.2 毫克
蛋白质	2.4 克	烟酸	0.6 毫克
碳水化合物	2.5 克	膳食纤维	1.4 克
维生素 A	487 微克	钙	158 毫克
维生素 B$_1$	0.04 毫克	铁	1.7 毫克
维生素 B$_2$	0.11 毫克	磷	44 毫克
维生素 B$_6$	0.3 毫克	钾	140 毫克
维生素 C	15 毫克	钠	117.8 毫克
维生素 E	1.74 毫克	铜	0.1 毫克
生物素	270 毫克	镁	58 毫克
维生素 K	210 微克	锌	0.52 毫克
胡萝卜素	13.32 毫克	硒	0.97 微克
叶酸	110 微克		

可降脂的蔬菜类

西蓝花

降低血液中胆固醇水平，改善视力，预防心血管疾病。

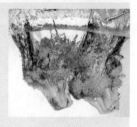

西蓝花又叫菜花，由甘蓝演化而来，起源于欧洲地中海沿岸，19 世纪传入我国南方，广东、福建、台湾等地最早栽培。是含类黄酮最多的食物之一。分白绿两种，营养作用基本相同，绿色的菜花又名西蓝花，所含胡萝卜素更高。美国《时尚周刊》推出的十大健康食品中，西蓝花名列第四。

降脂功效

西蓝花中所含的植物固醇，其结构与胆固醇相似，能够在肠道中与胆固醇竞争吸收途径，可以有效降低血液中胆固醇水平。

西蓝花中含有大量的膳食纤维，能够刺激肠胃蠕动，帮助排便和排毒，加快胆固醇的排出，并有利于脂肪的排泄，对防治高血脂病有很好的疗效，是高血脂患者的理想食品。

西蓝花中含有丰富的黄酮类化合物，除了可以防治感染外，还有很好的清理血管的作用。

其他功效

西蓝花所含有的类黄酮是最好的血管清理剂，能够阻止胆固醇氧化，防止血小板凝结成块，从而减少心脏病与中风的危险。

常吃西蓝花能够爽喉、开音、润肺，增加肝脏解毒能力，防止感冒和坏血病的发生，还可以为人体补充维生素 K，加强血管壁的韧性。

西蓝花具有清热利尿的功效，还可保护眼睛、改善视力、强化骨骼和牙齿。

西蓝花所含的维生素 C 和胡萝卜素具有明显的抗氧化作用，可帮助人们清除自由基，维护体内氧化与抗氧化的动态平衡，使各组织细胞免遭氧自由基的伤害，起到防病保健、延缓衰老的功效。

西蓝花中含有维生素 A、维生素 C、维生素 E、黄酮以及胡萝卜素，都是天然的抗氧化物，阻止胆固醇氧化，延缓衰老。

长期食用西蓝花可以降低乳腺癌、胃癌、直肠癌等癌症的发病概率。

营养师健康提示

食用西蓝花前应当将其放在盐水里浸泡几分钟，可去除残留农药，诱菜虫出来后再烹饪。

烹调西蓝花时应当高温快煮，以防止维生素 C 流失，起锅前再加盐，以减少水溶性营养物质随着汤汁流出。肾脏功能不佳、凝血功能异常者不宜进食。

选购

以颜色深绿、新鲜水分多为宜。

适用量

每餐宜 200 克左右。

总热量

24 千卡（每 100 克可食用部分）。

西蓝花营养成分（每 100 克可食用部分）

名称	含量	名称	含量
蛋白质	2.1 克	胡萝卜素	30 毫克
脂肪	0.2 克	磷	47 毫克
碳水化合物	4.6 克	钾	200 毫克
胆固醇	–	锌	0.38 毫克
水分	94.2 克	钙	23 毫克
维生素 A	5 微克	钠	31.6 毫克
膳食纤维	1.2 克	镁	18 毫克
维生素 B_1	0.03 毫克	铁	1.1 毫克
维生素 B_2	0.08 毫克	铜	0.05 毫克
维生素 E	0.43 毫克	硒	0.73 微克
维生素 PP	0.6 毫克	锰	0.17 毫克
维生素 C	61 毫克		

可降脂的蔬菜类

芹菜

减少人体对脂肪的吸收，降脂降压，促进消化。

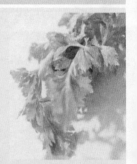

芹菜又名药芹、蒲芹、香芹、葫芹，原产于地中海地区，由俄罗斯的高加索地区传入我国。我国从汉代起开始栽培，距今已有近2000年的历史，芹菜分布广，适应性强。芹菜是常用蔬菜之一，既可炒食又可凉拌，是具有很高药用价值的植物。常见的芹菜有青芹菜、白芹菜、大棵芹菜和水芹菜。青芹叶柄细长，浅绿色，香味浓，品质好，白琴叶柄宽厚，白色，香味淡。

降脂功效

芹菜含有大量丰富的营养物质，富含植物蛋白质、碳水化合物、钙、磷、铁、锌等人体必备的矿物质以及维生素A、维生素C、维生素K等。并且还含有挥发油、甘露醇等，能促进肠道胆固醇的排泄，减少人体对脂肪的吸收，从而降低血脂。有研究表明，经常食用芹菜的人，体内的胆固醇含量比不吃芹菜的人体内胆固醇的含量低。

其他功效

芹菜含铁量较高，是缺铁性贫血患者的佳蔬。芹菜是治疗高血压及其并发症的首选之品。对于血管硬化、神经衰弱患者亦有辅助治疗作用。芹菜的叶、茎含有挥发性物质，别具芳香，能增强人的食欲。芹菜汁还有降血糖的作用。经常吃芹菜，可以中和尿酸及体内的酸性物质，对防治中风有较好的效果。芹菜含有大量的粗纤维，可刺激胃肠蠕动，促进排便。芹菜还是一种性功能食品，能促进人的性兴奋，西方称之为"夫妻菜"，曾被古希腊的僧侣列为禁食。经常吃芹菜，对于及时吸收、补充自身所需要的营养，维持正常的生理功能，增强人体抵抗力，都大有益处。尤其是在寒冷干燥的天气，人们往往感到口干舌燥、气喘心烦、身体不适，经常吃些芹菜有助于清热解毒、祛病强身。肝火过旺、皮肤粗糙者及经常失眠、头痛的人可适当多吃些，由于芹菜富含矿物质元素，所以中老年人更宜多吃芹菜，以增加体内的钙和铁。同时，芹菜还含有挥发性的芳香油，香味诱人，吃芹菜对增进食欲、帮助消化都大有好处。

营养师健康提示

芹菜叶中所含的胡萝卜素和维生素 C 比茎多，不要把能吃的嫩叶扔掉。芹菜有降血压的作用，故血压偏低者慎用。

选购

　　芹菜品种繁多，主要有水芹、旱芹和西芹。选购时，注意芹菜的鲜嫩程度，以农家刚上市、茎秆粗壮、色亮、无黄叶、无萎叶的为佳。

适用量

　　每餐约 100 克。

总热量

　　14 千卡（每 100 克可食用部分）。

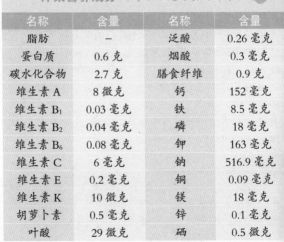

芹菜营养成分 （每100克可食用部分）

名称	含量	名称	含量
脂肪	–	泛酸	0.26 毫克
蛋白质	0.6 克	烟酸	0.3 毫克
碳水化合物	2.7 克	膳食纤维	0.9 克
维生素 A	8 微克	钙	152 毫克
维生素 B_1	0.03 毫克	铁	8.5 毫克
维生素 B_2	0.04 毫克	磷	18 毫克
维生素 B_6	0.08 毫克	钾	163 毫克
维生素 C	6 毫克	钠	516.9 毫克
维生素 E	0.2 毫克	铜	0.09 毫克
维生素 K	10 微克	镁	18 毫克
胡萝卜素	0.5 毫克	锌	0.1 毫克
叶酸	29 微克	硒	0.5 微克

可降脂的菌菇类

香菇

降低胆固醇，增加血管弹性，提高人体抵抗力。

香菇又名香菌、冬菇、花菇，"山珍"之一，是侧耳科植物香蕈的子实体，有"植物皇后"的美誉。其味道鲜美，营养丰富，富含多种氨基酸与维生素。香菇被人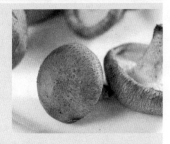们列为"山八珍"之一。市场上卖的香菇一般都是干制品，要泡发后才能够烹调食用。

降脂功效

香菇中所含有的香菇嘌呤可防止脂质在动脉壁沉积，能够有效降低胆固醇、甘油三酯。香菇中的天门冬素和天门冬氨酸，具有降低血脂、维护血管的功能。香菇中含有丰富的维生素 C 与膳食纤维，能够起到降低胆固醇、增加血管弹性、提高抵抗力的作用，对于高血脂有一定的预防作用。

其他功效

提高免疫力，香菇中含有一种"β–葡萄糖苷酶"，能提高肌体抑制癌瘤的能力，加强抗癌作用且无不良反应，因而被人们誉为"抗癌新兵"。香菇所含的干扰素能干扰病毒的蛋白质合成，使病毒不能繁殖，从而使人体产生免疫力。

香菇汁是无副作用的降血压剂。香菇中精氨酸和赖氨酸的含量丰富，有很好的增智健脑的作用。

经常食用香菇对预防人体，特别是婴儿因缺乏维生素 D 而引起的血磷、血钙代谢障碍导致的佝偻病有益，可以预防人体各种黏膜及皮肤炎病。

香菇中所含有的微量元素硒具有与胰岛素相类似的调节糖代谢的生理活性。所以糖尿病病人应该适量食用香菇，从而降低血糖。香菇多糖可调节人体内有免疫功能的 T 细胞活性，对于癌细胞有强烈的抑制作用。

香菇中所含有的一些微量物质可以预防血管硬化，降低血压，对于高血压患者很适用。香菇还有调节人体新陈代谢、帮助消化、预防肝硬化、消除胆结石，防治佝偻病等功效。

营养师健康提示

发好的香菇要放在冰箱里冷藏才不会损失营养。泡发香菇的水不要丢弃，很多营养物质都溶在水中。长得特别大的鲜香菇不要吃，因为它们多是用激素催肥的，大量食用可对肌体造成不良影响。香菇为动风食品，产后、病后不宜食用。

选购

选购香菇时以中等个头且均匀，菌伞肥厚，盖面细滑，菌柄短而粗壮为佳。优质的香菇手捏菌柄有坚硬感，放开后菌伞随即膨松如故，色泽黄褐，菌伞下面的褶裥要紧密细白，菌柄要短而粗壮，远闻有香气，无焦片、雨淋片、霉蛀和碎屑等。

适用量

每次吃 5 ~ 8 朵。

总热量

19 千卡（每 100 克可食用部分）。

香菇营养成分 （每100克可食用部分）

名称	含量	名称	含量
脂肪	0.3 克	钙	2 毫克
蛋白质	2.2 克	磷	53 毫克
碳水化合物	5.2 克	钾	20 毫克
膳食纤维	3.3 克	钠	1.4 毫克
维生素 B$_2$	0.08 毫克	镁	11 毫克
维生素 C	1 毫克	锌	0.66 毫克
维生素 D	440 微克	硒	2.58 微克
维生素 E	11.34 毫克	铜	0.12 毫克
维生素 K	320 微克	锰	0.25 毫克

可降脂的菌菇类

黑木耳

抗脂质氧化，可预防和
治疗动脉粥样硬化。

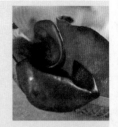

黑木耳是木耳的一种，又称
木蛾、树鸡、木机，因其生长在
朽木上，形似人的耳朵，色黑或
褐黑，故名黑木耳。其色泽黑
褐，质地柔软，味道鲜美，营养
丰富，实用价值颇高，有"菜中
之肉，素中之荤"的美称。黑木
耳除了可以食用，还可以用来入药，是上好的中药
药材。黑木耳源于木耳科真菌木耳、毛木耳或皱木
耳的子实体，多寄生在桑、栎、榆、杨、槐树等枯
朽的枝干上，原为野生，现多为人工培植。

降脂功效

黑木耳营养丰富，除含有大量蛋白质、糖类、
钙、铁及钾、钠、少量脂肪、粗纤维、维生素 B_1、
维生素 B_2、维生素 C、胡萝卜素等人体所必需的营
养成分外，还含有卵磷脂、脑磷脂、鞘磷脂及麦角
甾醇等，是高血脂患者的食疗佳品。

木耳中的卵磷脂在体内可使体内脂肪呈液质状
态，有利于脂肪在体内完全消耗，带动体内脂肪运
动，使脂肪分布合理，形体匀称。医学研究证明，黑木

耳具有抗血小板聚集、降低血脂和防止胆固醇沉积的作用。黑木耳有抗脂质过氧化的作用，能够延年益寿。

其他功效

黑木耳中所含的蛋白质、脂肪、糖类，不仅是人体必需的营养成分，也是美容的物质基础。其胡萝卜素进入人体后，转变成维生素 A，有润泽皮肤毛发的作用。黑木耳加水或牛奶调成糊状，敷脸面，10 ~ 15 分钟后用温水洗净，可营养皮肤，保持皮肤光洁柔滑，减少皱纹，消退斑点。

黑木耳营养价值较高，味道鲜美，蛋白质含量甚高，被称为"素中之荤"，是一种营养颇丰的食品，既可做菜家常食用，还可防治高血脂，可谓药食兼优。黑木耳中的胶质，可将残留在人体消化系统内的灰尘杂质吸附聚集，排出体外，起清涤肠胃作用。

营养师健康提示

黑木耳是一种营养丰富的健康食品，它药效平缓，适宜长期适量食用。同时要注意黑木耳较难消化，并有一定的滑肠作用，故脾虚消化不良或大便稀烂者忌用；对本品及与其相类似真菌过敏者均忌服。鲜木耳含有毒素，不可食用。孕妇不宜多吃，性冷淡、阳痿者不宜多吃。

选购

选用色泽黑褐、质地柔软的。

适用量

每次约 15 克。

总热量

205 千卡（每 100 克可食用部分）。

黑木耳营养成分 （每 100 克可食用部分）

名称	含量	名称	含量
脂肪	1.2 克	叶酸	87 微克
蛋白质	12.4 克	泛酸	1.14 毫克
碳水化合物	36.2 克	烟酸	2.5 毫克
维生素 A	17 微克	膳食纤维	33.4 克
维生素 B_1	0.17 毫克	钙	295 毫克
维生素 B_2	0.44 毫克	铁	11.9 毫克
维生素 B_6	0.1 毫克	磷	292 毫克
维生素 B_{12}	4 微克	钾	773 毫克
维生素 C	5 毫克	钠	7.1 毫克
维生素 D	440 微克	铜	0.32 毫克
维生素 E	11.34 毫克	镁	152 毫克
维生素 P	－	锌	1.66 毫克
维生素 K	320 微克	硒	3.72 微克
胡萝卜素	0.1 毫克		

可降脂的菌菇类

银耳
能够加速胆固醇排出体外，保护血管环境，预防血栓。

　　银耳又名白木耳，是一种生长于枯木上的胶质真菌，因其色白如银，故名银耳。其中质量上乘者称为雪耳，是名贵的营养滋补佳品。中国历代皇家贵族将银耳视为"延年益寿之品""长生不老良药"。银耳具有很高的药用价值，历来与人参、鹿茸同具显赫声誉，被人们称为"山珍""菌中明珠"。银耳又是席上珍品佳肴和滋补佳品。用冰糖、银耳各半，放入砂锅中加水，以文火加热，煎炖成糊状的"冰糖银耳汤"，透明晶莹，汤甜味美，是传统的营养滋补佳品；用银耳、枸杞、冰糖、蛋清等一起炖制的"枸杞炖银耳"，红白相间，香甜可口，具有较强的健身功能。

降脂功效

　　银耳中含有大量的膳食纤维，可以刺激肠蠕动，帮助排便，加速胆固醇排出体外。银耳中的多糖体可抑制凝血酶活体，对抗血小板凝集，预防血栓，保护血管环境健康，避免胆固醇附着，同时有对抗肿瘤的疗效。进食银耳能够减少对脂肪的吸收。所含的热量比较低，以 100 克食物中的热能比较，糙米为 344 千卡，精米为 343 千卡，大豆为 399 千卡，肉类为 230 千卡，而银耳只有 200 千卡。所以，常吃银耳这些低热能的食物对防治高血脂具有良好的食疗作用。

其他功效

银耳具有强精、补肾、润肠、益胃、补气、和血、强心、壮身、补脑、提神、美容、嫩肤、延年益寿之功效。用于治肺热咳嗽、肺燥干咳、妇女月经不调、胃炎、大便秘结等病症。它能提高肝脏解毒能力，保护肝脏功能，它不但能增强机体抗肿瘤的免疫能力，还能增强肿瘤患者对放疗、化疗的耐受力。它也是一味滋补良药，特点是滋润而不腻滞，具有补脾开胃、益气清肠、安眠健胃、补脑、养阴清热、润燥之功，对阴虚火旺不受参茸等温热滋补的病人是一种良好的补品。银耳富有天然特性胶质，加上它的滋阴作用，长期服用可以润肤，并有祛除脸部黄褐斑、雀斑的功效。银耳是种含膳食纤维的减肥食品，它的膳食纤维可助胃肠蠕动，减少脂肪吸收。

营养师健康提示

银耳宜用开水泡发，淡黄色部分必须去掉，否则容易中毒。变质银耳不应食用，会导致中毒甚至发生生命危险。

选购

选嫩白晶莹、略带乳黄的。

适用量

每次约 30 克。

总热量

21 千卡（每 100 克可食用部分）。

银耳营养成分（每 100 克可食用部分）

名称	含量	名称	含量
脂肪	1.7 克	叶酸	76 微克
蛋白质	10 克	泛酸	1.37 毫克
碳水化合物	36.2 克	烟酸	5.3 毫克
维生素 A	18 微克	膳食纤维	33.7 克
维生素 B_1	0.05 毫克	钙	62 毫克
维生素 B_2	0.17 毫克	铁	2.6 毫克
维生素 B_6	0.1 毫克	磷	369 毫克
维生素 B_{12}	2.6 微克	钾	987 毫克
维生素 C	2 毫克	钠	78.6 毫克
维生素 D	970 微克	铜	0.08 毫克
维生素 E	1.26 毫克	镁	54 毫克
维生素 P	–	锌	4.11 毫克
维生素 K	–	硒	2.95 微克
胡萝卜素	0.11 毫克		

可降脂的中药类

山药
预防心血管系统的脂质沉淀，预防动脉硬化。

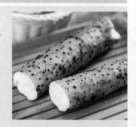

山药又叫薯芋、薯药、延章、玉延等。我国食用山药已有 3000 多年的历史，自古以来，它就被誉为补虚佳品，备受称赞。据《本草纲目》记载，山药性平、味甘、无毒，有益肾气、强筋骨、健脾胃、止泄痢、化痰涎、润皮毛、治泄精健忘等功效，是一种上等的保健食品及中药材料，在东南亚一带自古被广泛地作为医疗食补之材。山药的营养成分很丰富，其中含有黏蛋白、淀粉酶、游离氨基酸、多酚氧化酶、皂苷等物质，具有很好的滋补作用，被说成"常服山药延年益寿"。

降脂功效

山药脂肪含量很少，几乎为零。富含黏蛋白、皂苷、游离氨基酸、多酚氧化酶等物质，具有滋补养益的作用，其中黏蛋白能够预防心血管系统的脂肪沉淀，保持血管的弹性，防治动脉过早发生硬化，减少皮下脂肪的沉积，避免出现由于肥胖所引起的高血脂。

其他功效

山药营养丰富，含有蛋白质、碳水化合物、胡萝卜素、维生素 B_1、维生素 B_2、尼克酸、维生素 C、钙、磷、铁、镁、钾、钠、黏液质、多酚氧化酶、胆碱、植酸等成分，是一种性质平和的滋补脾、肺、肾的食物。

中医书籍讲："山药健脾、补肺、固肾、益精。治脾虚、泄泻、疗消渴、遗精带下、小便频数"（消渴症包括现代的糖尿病）。据现代药学分析，山药含有丰富的淀粉、蛋白质、矿物质和多种维生素（如维生素 B_1、维生素 B_2、烟酸、抗坏血酸、胡萝卜素）等营养物质，还含有大量纤维素以及胆碱、黏液质等成分。

营养师健康提示

山药黏腻之性较强，肠胃不好的人要少吃。由于山药皮有麻、刺等口感，在食用山药时应当先去皮。山药具有收涩作用，大便干燥者不宜食用。烹制山药时不宜用铁器或铜器。

选购

选用外皮光亮、内洁白，薯块完整肥厚，皮细薄，无病虫蚀痕为佳。

适用量

每餐约 85 克。

总热量

64 千卡（每 100 克可食用部分）。

山药营养成分 （每 100 克可食用部分）

名称	含量	名称	含量
脂肪	–	叶酸	8 微克
蛋白质	1.5 克	泛酸	0.4 毫克
碳水化合物	14.4 克	烟酸	0.61 毫克
维生素 A	3 微克	膳食纤维	0.8 克
维生素 B_1	0.08 毫克	钙	14 毫克
维生素 B_2	0.02 毫克	铁	0.3 毫克
维生素 B_6	0.06 毫克	磷	42 毫克
维生素 B_{12}	–	钾	452 毫克
维生素 C	6 毫克	钠	18.6 毫克
维生素 D	–	铜	0.24 毫克
维生素 E	0.2 毫克	镁	20 毫克
维生素 P	–	锌	0.27 毫克
维生素 K	–	硒	0.55 微克
胡萝卜素	0.02 毫克		

可降脂的中药类

枸杞子

降低体内胆固醇和血脂，明目，抗衰老。

　　枸杞子又名杞子、枸杞、红耳坠、甘杞子，枸杞子的浆果成鲜红色，形似纺锤，更像红玛瑙坠，是宁夏传统名牌出口商品，以皮薄、肉厚、子少、品质优良驰名中外。它既可作为坚果食用，也是一味药

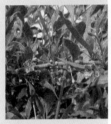

效卓著的传统中药材，自古都是滋补养人的上品，有延缓衰老的功效。

降脂功效

　　枸杞子营养丰富，具有多种营养成分，并且有很高的药用价值，枸杞子不仅含有大量的铁、磷、钙，还含有大量的糖、脂肪、蛋白质、氨基酸、维生素、淄醇、多糖色素等。中医研究认为，枸杞子能够降低胆固醇，降血脂，适合高血脂患者食用。

其他功效

　　枸杞子中含有 14 种氨基酸，并且含有玉蜀黄素、酸浆果红素、甜菜碱等营养成分，具有很好的保健作用。枸杞子可以滋补肝肾，治疗血虚劳损、

头晕乏力、耳鸣健忘、腰膝酸软；含有丰富的胡萝卜素、多种维生素和钙、铁等保健眼睛的必须营养元素，可益精明目，治疗肝肾精血不足所致的眼目昏花、视物不清，被俗称为"明眼子"。

历代医生在治疗肝血不足、肾阴亏虚引起的视物昏花和夜盲症，常常使用枸杞子。著名的处方"杞菊地黄丸"就是以枸杞子为主要的药物，枸杞子还可以提高机体免疫力，在补气强精，滋补肝肾，延缓衰老方面大有功效。

营养师健康提示

枸杞子一年四季均可食用，夏季宜泡茶，冬季宜煮粥。枸杞子不能够与过多药性温热的补品如红参、大枣、桂圆等共食。肝火旺盛者、高血压患者、脾胃虚弱、消化不良、腹胀的人都不宜食用。枸杞子鲜果不易存放，干果在常温下即可保存。

枸杞子性质比较温和，食用稍多无碍，但是如果食用过多则会"上火"。

选购

选用粒大、饱满的。枸杞子鲜果以玲珑剔透、红艳欲滴、状如枣核者为佳；干果以色泽红润、皮薄肉厚、子少者为佳。

适用量

每天约 20 克。

总热量

64 千卡（每 100 克可食用部分）。

枸杞子营养成分 （每 100 克可食用部分）

名称	含量	名称	含量
脂肪	1.1 克	叶酸	150 微克
蛋白质	5.6 克	泛酸	0.22 毫克
碳水化合物	2.9 克	烟酸	1.3 毫克
维生素 A	87.8 微克	膳食纤维	1.6 克
维生素 B₁	0.08 毫克	钙	36 毫克
维生素 B₂	0.32 毫克	铁	2.4 毫克
维生素 B₆	0.25 毫克	磷	32 毫克
维生素 B₁₂	–	钾	170 毫克
维生素 C	58 毫克	钠	29.8 毫克
维生素 D	–	铜	0.21 毫克
维生素 E	2.99 毫克	镁	74 毫克
维生素 P	–	锌	0.21 毫克
维生素 K	–	硒	0.35 微克
胡萝卜素	–		

可降脂的中药类

白果

降低血脂，预防高血脂、高血压、冠心病、动脉粥样硬化。

白果也称银杏、鸭脚子，是白果树的果实，白果树又叫作公孙树，是世界上最古老的树种之一，有"活化石"的称号。在白果成熟后去掉外皮、硬壳后取其果仁食用。白果营养丰富，口味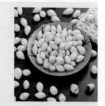极佳，又有良好的养生效果，在宋朝被看作贡品、圣品，多为豪门权贵享用，平常百姓很难食用到。白果为著名的干果，果仁色绿如翡翠，其味清香，食之软糯可口。白果含有多种营养元素，除淀粉、蛋白质、脂肪、糖类之外，还含有维生素C、核黄素、胡萝卜素、钙、磷、铁、钾、镁等微量元素，以及银杏酸、白果酚、五碳多糖、脂固醇等成分。《本草纲目》记载白果"熟食温肺、益气、定喘嗽、缩小便、止白浊；生食降痰、消毒杀虫。"

降脂功效

白果中的苦内脂能够有效地清除血管壁上沉积的胆固醇，促进胆固醇的降低，进而降低了血脂水平，能够预防高血脂。目前市面上的很多降脂、治疗心绞痛、冠心病的药中都含有白果成分。

其他功效

临床经验证明，白果可以治疗肺结核、神经性头痛、癫痫等症状。白果中含有多种成分能够预防和治疗老年性痴呆、脑血栓、高血压、动脉硬化、冠心病、脑功能减退等病症。白果也是养生的上品，经常食用白果，能够扩张微血管，促进血液循环，使人肌肤红润、精神焕发。

除了以上功效外，白果还具有一些其他的医学价值。白果汁、白果肉、白果酸，在试管内对多种葡萄球菌、链球菌、多种杆菌及某些致病真菌有不同程度抑制作用。果肉抗菌力较果皮强。此外，白果对中枢神经系统有麻痹作用。本品有小毒，对结核杆菌等多种细菌和真菌有抑制作用。

营养师健康提示

白果忌生食，白果中含有银杏粉和银杏酸，生食可以使人中毒。在烹饪前应该先用温水浸泡数小时，然后开水中烫熟再烹调。因白果含有少量氰化物，不可长期、大量食用，以免中毒，尤其小孩要注意。

选购

果壳颜色洁白、坚实、肉饱满、无霉点者为佳。

适用量

每次 15 颗左右。

总热量

355 千卡（每 100 克可食用部分）。

白果营养成分 （每 100 克可食用部分）

名称	含量	名称	含量
脂肪	1.3 克	视黄醇当量	9.9 微克
蛋白质	13.2 克	钙	54 毫克
碳水化合物	72.6 克	铁	0.2 毫克
维生素 A	–	磷	23 毫克
维生素 C	–	钾	17 毫克
维生素 E	24.7 毫克	钠	17.5 毫克
硫胺素	–	铜	45 毫克
核黄素	0.1 毫克	镁	–
胆固醇	–	锌	69 毫克
胡萝卜素	3 微克	锰	2.03 毫克
烟酸		硒	14.5 微克
膳食纤维	–		

可降脂的蛋类

鸡蛋

防治胆固醇和脂肪在血管壁的沉淀，防治动脉硬化。

鸡蛋为雉科动物鸡的卵，又名鸡子、鸡卵。鸡蛋含有人体几乎所有需要的营养物质，被誉为"理想的营养库"。营养学家称之为"完全蛋白质模式"。有多种烹饪方法，以煮、蒸较利于消化吸收。

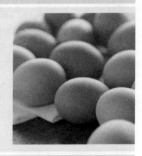

降脂功效

鸡蛋黄中含有的卵磷脂，可使血清中胆固醇和脂肪乳转化为极细的颗粒，降低血清中胆固醇的含量。

鸡蛋的蛋白质是自然界最优良的蛋白质，对于肝脏组织损伤有修复作用。鸡蛋含铁量丰富，是人体中铁的良好来源。鸡蛋能够使人体血液中的胆固醇和脂肪保持悬浮状态，不易在血管壁沉积，可以用来预防动脉硬化。

其他功效

鸡蛋具滋阴、润燥、养血、安胎、健脑、保护黏膜的作用，可用于治疗食物及药物中毒、喉肿痛、慢性中耳炎等疾病。

蛋黄味甘、性平，有祛热、温胃、镇静、消炎等功效。现代医学研究认为，鸡蛋是营养丰富的食品，含有蛋白质、脂肪、卵黄素、卵磷脂、维生素和铁、钙、钾等人体所需要的矿物质。

鸡蛋中含有较多的维生素 B_2，还可以分解和氧化人体内的致癌物质，鸡蛋中的微量元素也都具有防癌的作用。鸡蛋中的蛋白质对肝脏组织损伤有修复作用，蛋黄中的卵磷脂可促进肝细胞的再生。

鸡蛋含有人体需要的几乎所有的营养物质，故被人们称作理想的营养库，营养学家称之为"完全蛋白质模式"。

营养师健康提示

患高热、腹泻、肝炎、肾炎、胆囊炎、胆石症之人忌食。毛蛋、臭蛋、生蛋忌食，老人、婴幼儿、病人吃鸡蛋以蒸煮为宜。打蛋时也须提防沾染到蛋壳上的杂菌。

鸡蛋不可以同豆浆一起食用，鸡蛋中的黏液性蛋白和豆浆中的胰蛋白酶结合，产生一种不能够被人体吸收的物质，降低人体对营养的吸收。

选购

要挑选皮薄、新鲜的鸡蛋。用手摇晃时有响声的鸡蛋，一般是已变质的鸡蛋。

适用量

一般人每日进食 1 个，高血脂患者每周进食 3 个。

总热量

100 千卡（每 100 克可食用部分）。

鸡蛋营养成分（每 100 克可食用部分）

名称	含量	名称	含量
脂肪	9.1 克	膳食纤维	–
蛋白质	12.9 克	叶酸	36 微克
胆固醇	1 毫克	胡萝卜素	–
碳水化合物	1200 毫克	锌	1.01 毫克
维生素 A	154 微克	钙	30 毫克
维生素 D	3 微克	钾	60 毫克
维生素 B_1	0.16 毫克	铜	0.07 毫克
维生素 B_2	0.17 毫克	磷	109 毫克
维生素 B_{12}	0.9 毫克	铁	1.2 毫克
维生素 B_6	0.07 毫克	镁	11 毫克
维生素 E	2.29 毫克	钠	196.4 毫克
维生素 K	12 微克	硒	15 毫克
生物素	13 微克		

可降脂的肉类

兔肉

减低胆固醇，阻止血栓形成，
益智健脑，延年益寿。

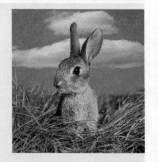

兔分为野兔和家兔两种，兔肉是一种高蛋白、低脂肪、低胆固醇的肉食，味道鲜美，常食不厌，食后极易被消化吸收，消化率可以达到85%。而且所含的赖氨酸与色氨酸也比其他肉类高，其磷脂含量高、胆固醇含量低，能健脑，食后不易肥胖，所以深受人们的喜爱，兔肉被称为"荤中之素"。我国兔肉的加工由20世纪50年代的几百吨发展到20世纪90年代的几万吨，居世界兔肉贸易量的首位。

降脂功效

兔肉的脂肪和胆固醇低于其他的肉类，且其脂肪多为不饱和脂肪酸，常吃兔肉，强健身体的同时不必担心增肥。

兔肉富含大量的卵磷脂，不仅能够有效抑制血小板凝聚，而且能够有效降低胆固醇。对于高血脂患者而言是很理想的食物。

其他功效

兔肉富含大脑和其他器官发育不可或缺的卵磷脂，有健脑益智的功效，经常食用兔肉可保护血管壁，防止血栓形成，预防动脉粥样硬化，并增强体质，健美肌肉。卵磷脂还能够保护皮肤活性，维护皮肤弹性，被誉为"美容肉"。

常食兔肉能够增加细胞营养，防止有害物质形成，促进儿童健康成长和老年人延年益寿。

中医认为，兔肉性凉，有滋阴凉血、益气润肤、解毒去热的功效。

营养师健康提示

一般人都适宜进食兔肉，尤其是老人、妇女，兔肉也是肥胖者、肝病、心血管病、糖尿病患者的理想肉食。由于兔肉性凉，在夏季不能与鸭肉同食，否则会导致腹泻。兔肉在与其他食物一起烹调时会附和其他食物的滋味，所以有"百味肉"之说。孕妇、阳虚者以及脾胃虚寒、腹泻便溏者忌食。

由于兔肉性凉，所以在夏日吃比较好，寒冬及秋冬季节不宜食用。

选购

优质的兔肉，肌肉有光泽，红色均匀，脂肪洁白或黄色。

适用量

每次 50 克左右。

总热量

102 千卡（每 100 克可食用部分）。

兔肉营养成分 （每 100 克可食用部分）

名称	含量	名称	含量
脂肪	2.2 克	叶酸	–
蛋白质	19.7 克	泛酸	–
碳水化合物	0.9 克	烟酸	5.8 毫克
维生素 A	212 微克	胆固醇	130 毫克
维生素 B₁	0.11 毫克	膳食纤维	–
维生素 B₂	0.1 毫克	钙	12 毫克
维生素 B₆	–	铁	2 毫克
维生素 B₁₂	2.68 微克	磷	165 毫克
维生素 C	–	钾	284 毫克
维生素 D	188 微克	钠	45.1 毫克
维生素 E	0.42 毫克	铜	0.12 毫克
生物素	6 微克	镁	15 毫克
维生素 P	–	锌	1.3 毫克
维生素 K	–	硒	10.9 微克

可降脂的水产类

草鱼

有利于血液循环，降血脂的作用是植物油的 2 ～ 5 倍。

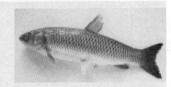

草鱼学名鲩鱼，又名混子、油鲩、白鲩，其体长，略呈圆筒形。体呈茶褐色，腹部灰白，偶鳍略带灰黄，奇鳍稍暗，与青鱼、鲫鱼、鳙鱼、鲢鱼并称为中国五大淡水鱼。草鱼是淡水鱼中的上品，肉质细嫩，骨刺少，味道鲜美，含有丰富的蛋白质、脂肪、核酸和锌，能够增强体质，延缓衰老。草鱼适合切花刀制作成菊花鱼等造型。

降脂功效

草鱼中含有人体必需的不饱和脂肪酸，有利于血液循环，是心血管病人的理想食物，草鱼脂肪含量少，降血压的作用是植物油的 2 ～ 5 倍。

其他功效

草鱼中的硒元素可养颜、抗衰老，一定程度上还可以防治肿瘤，对于身体瘦弱、食欲不振的人来说，草鱼可以开胃、促进消化。中医认为草鱼有祛风、治痹、平肝的作用。草鱼含有丰富的不饱和脂肪酸，对血液循环有利，是心血管病人的良好食物。常食草鱼能够预防肿瘤的发生。

对于食欲不振的人而言，草鱼嫩而不腻，可以开胃、滋补。草鱼具有补中、利尿、平肝、祛风的作用。对心肌发育及儿童骨骼生长有特殊作用，它还具有截疟祛风的功效，对疟疾日久不愈、体虚头痛患者有一定疗效。

营养师健康提示

草鱼的营养丰富，一般人都可以食用，尤其适宜于虚劳、高血压、头痛、高血脂、心血管病人食用。草鱼的鱼胆有毒不能吃，烹调草鱼时不用放味精，因为草鱼本身就很鲜。草鱼味甘温，一次不宜进食过多，容易诱发各种疮疖。

草鱼要新鲜，煮时火候不能太大，以免把鱼肉煮散；草鱼与豆腐同食，具有补中调胃、利水消肿的功效，对心肌及儿童骨骼生长有特殊作用，可作为冠心病、血脂较高、小儿发育不良、水肿、肺结核、产后乳少等患者的食疗菜肴。

选购

选购草鱼时应该注意选择眼球不凸出的，草鱼如果眼角膜起皱或眼内有瘀血就不新鲜了。

适用量

每次 100 克。

总热量

113 千卡（每 100 克可食用部分）。

草鱼营养成分（每 100 克可食用部分）

名称	含量	名称	含量
脂肪	5.2 克	胆固醇	86.0 毫克
蛋白质	16.6 克	钙	38.0 毫克
碳水化合物	–	锌	0.87 毫克
维生素 A	11.0 微克	锰	0.05 毫克
维生素 C	–	磷	203.0 毫克
维生素 E	2.03 毫克	硒	6.66 微克
硫胺素	0.04 毫克	镁	31.0 毫克
烟酸	2.8 毫克	铁	0.8 毫克
纤维素	–	铜	0.05 毫克
胡萝卜素	–	钾	312.0 毫克
核黄素	0.11 毫克	钠	46.0 毫克

可降脂的水产类

鲤鱼

降低体内胆固醇，调节内分泌，延缓衰老，防治冠心病。

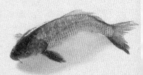

鲤鱼俗称鲤拐子、鲤子、毛子等。因为鱼鳞上有十字纹理而得名，鲤鱼是世界上最早养殖的鱼类，早在公元前12世纪的殷商时代人们便开始用池塘养殖鲤鱼。《诗经》上记载"周文王凿池养鲤"。鲤鱼一向被视为上品鱼。鲤色虽有赤鲤、黄鲤、白鲤等品种，但性味功用相似，《神农本草经》列之为上品，南北朝的陶弘景说：鲤鱼为诸鱼之长，为食品上味。鲤鱼体态肥壮艳丽，肉质细嫩鲜美，受到大众普遍喜爱，逢年过节的餐桌上必定有鲤鱼，取"年年有余""鱼跃龙门"之意。《本草纲目》：鲤，其功长于利小便，故能消肿胀、黄疸、脚气、喘嗽、湿热之病，煮食下水气、利小便。《本草求真》：凡因水气内停，而见咳气上逆，黄疸、水肿、脚气等症，服此则能以消，治孕妇水肿亦然。

降脂功效

鲤鱼脂肪含量不高，以液体形式存在，大部分是不饱和脂肪酸，有显著降低胆固醇作用。

其他功效

中医学认为，鲤鱼各部位均可入药。鲤鱼皮可治疗鱼梗。鲤鱼血可治疗口眼歪斜。鲤鱼汤可治疗小儿身疮。用鲤鱼治疗怀孕妇女的浮肿、胎动不安有特别疗效。

鲤鱼能够调节人体内分泌代谢，对于糖尿病有一定的治疗作用。鲤鱼滋补健胃、利水消肿、通乳、清热解毒、止咳下气，可以用来辅助治疗各种水肿、浮肿、腹胀、少尿、黄疸、孕妇胎动不安、乳汁不通等症。常食鲤鱼可以防治冠心病、延缓衰老。

营养师健康提示

鲤鱼鱼腹两侧各有一条同细线一样的白筋，去掉可以除腥味。烹调鲤鱼时不用放味精，因为鲤鱼本身就具有很好的鲜味。

鲤鱼忌与绿豆、芋头、牛羊油、猪肝、鸡肉、荆芥、甘草、南瓜、赤小豆同食，也忌与中药中的朱砂同服；鲤鱼与咸菜相克：可引起消化道癌肿。慢性疾病者不宜食用鲤鱼，皮肤湿疹、皮肤过敏性疾病、支气管哮喘、闭塞性脉管炎、肾炎、淋巴结核、癌症等患者忌食鲤鱼。

选购

注意不要购买有病或畸形的鱼。

📎 适用量

每次 120 克左右。

📎 总热量

109 千卡（每 100 克可食用部分）。

鲤鱼营养成分 （每 100 克可食用部分）

名称	含量	名称	含量
脂肪	1.3 克	膳食纤维	–
蛋白质	17.4 克	维生素 P	–
碳水化合物	61.6 克	胡萝卜素	–
维生素 A	32 微克	泛酸	0.69 毫克
维生素 B_1	0.04 毫克	胆固醇	130 毫克
维生素 B_2	0.07 毫克	钙	79 毫克
维生素 B_6	0.11 毫克	磷	193 毫克
维生素 B_{12}	5.5 微克	钠	70.8 毫克
维生素 C	1 毫克	镁	41 毫克
维生素 D	4 微克	硒	14.3 微克
维生素 E	0.68 毫克	铁	1.2 毫克
维生素 K	–	钾	290 毫克
叶酸	14 微克	铜	0.08 毫克
烟酸	2.5 毫克	锌	2.75 毫克

可降脂的水产类

海带

清除附着在人体血管壁上过多的胆固醇，预防动脉硬化。

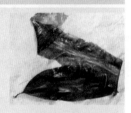

海带又名昆布，江白菜，营养价值极高，有"长寿菜""海上之蔬""含碘冠军"的美称。海带是一种含碘量很高的海藻。养殖海带一般含碘 3‰~ 5‰，多可达 7‰~ 10‰。从中提制得的碘和褐藻酸，广泛应用于医药、食品和化工。碘是人体必须的元素之一，缺碘会患甲状腺肿大，多食海带能防治此病，还能预防动脉硬化，降低胆固醇与血脂的积聚。

降脂功效

海带含有大量的不饱和脂肪酸和膳食纤维，能清除附着在血管壁上的胆固醇。保护血管，预防高血脂。食用海带的高血脂患者既可减少饥饿感，又能从中吸取多种氨基酸和矿物质，是很理想的饱腹食品。海带中所含有的钙元素能够降低人体对胆固醇的吸收，降低血压，降低血脂，适合高血脂患者经常食用。

其他功效

海带中所含有的钙元素可降低人体对胆固醇的

吸收，降低血压。

海带中的碘含量极高，是体内合成甲状腺的主要原料。可以促进甲状腺激素合成，防治甲状腺亢进症；碘还可以刺激垂体，使女性体内雌激素水平降低，保护卵巢、子宫功能，及消除乳腺病变隐患。常食海带可令秀发乌黑亮泽。海带中的碘能够刺激垂体，使女性体内雌激素水平降低，恢复卵巢的正常功能，纠正内分泌失调，消除乳腺增生的隐患。

海带胶质能够促使体内的放射性物质随同大便排出体外，清理身体吸收的反射性物质，减少反射性疾病发生的可能。

营养师健康提示

由于污染，海带中可能含有有毒物质砷，所以烹制前应先用清水漂洗后浸泡 2 ~ 3 小时，中间换水 1 ~ 2 次，减少砷的含量。但不要浸泡时间过长，最多不超过 6 小时，以免水溶性营养物质损失过多。

吃海带后不要马上喝茶（茶含鞣酸），也不要立刻吃酸涩的水果（酸涩水果含植物酸），因为海带中含有丰富的铁，以上两种食物都会阻碍铁的吸收。

海带含碘量高，患有甲亢的人勿食，胃虚胃寒的患者忌食。

一般的人都能够食用，精力不足、气血不足及肝硬化腹水和神经衰弱者尤其适用。孕妇和乳母不要多吃海带。

选购

以片大、肉厚、黑褐色、无沙泥、无杂质、干燥为佳。

适用量

每日 20 克左右。

总热量

12 千卡（每 100 克可食用部分）。

海带营养成分（每 100 克可食用部分）

名称	含量	名称	含量
蛋白质	1.2 克	钙	46 毫克
脂肪	0.1 克	磷	22 毫克
碳水化合物	2.1 克	钾	246 毫克
胆固醇	－	钠	8.6 毫克
膳食纤维	0.5 克	镁	25 毫克
维生素 B₁	0.02 毫克	铁	0.9 毫克
维生素 B₂	0.15 毫克	锌	0.16 毫克
烟酸	1.3 毫克	硒	9.54 微克
维生素 E	1.85 毫克	锰	0.07 毫克

可降脂的水产类

紫菜

减少有害胆固醇，提高免疫力，预防惯性动脉硬化。

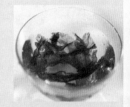

紫菜俗称紫英、索菜、灯塔菜，属于红藻类植物，生长于浅海岩礁上。早在1400多年前，中国北魏《齐民要术》中就已提到"吴都海边诸山，悉生紫菜"，以及紫菜的食用方法等。紫菜颜色分为红紫、黑紫和绿紫三种，干燥后均呈紫色，因为可以入菜而得名紫菜。常见品种有长紫菜、圆紫菜、条斑紫菜、甘紫菜和坛紫菜等。我国沿海地区广为种植，以福建的福清与镇海招宝山的产品为佳。紫菜味道鲜美，主要用来做汤，并可以作为药食，有"长寿菜"之称。

降脂功效

紫菜中的镁元素含量比其他食物都多，能够有效降低血清胆固醇的含量。紫菜含有的牛磺酸成分能够降低有害胆固醇，从而防治高血脂。

紫菜中含有的硒还可以改善脂肪等物质在血管壁上的沉积，降低血液黏稠度，减少动脉硬化及冠心病、高血压等大血管病变的发病率。

紫菜所含的多糖具有明显增强细胞免疫和体液

免疫功能，可促进淋巴细胞转化，提高机体的免疫力；可显著降低血清胆固醇的总含量。

其他功效

紫菜营养丰富，含碘量极高，可用来治愈因缺碘而引发的"甲状腺肿大"。紫菜富含胆碱和钙、铁，有助于增强记忆力，治疗妇幼贫血，促进骨骼、牙齿的生长和保健。紫菜含有一定量的甘露醇，对于治疗水肿有一定的作用。紫菜的有效成分对艾氏癌的抑制率为 53.2%，有助于脑肿瘤、乳腺癌、甲状腺癌、恶性淋巴瘤等肿瘤的防治。

营养师健康提示

若凉水浸泡后的紫菜呈蓝紫色，说明该菜的干燥、包装前已被有毒物所污染，这种紫菜对人体有害，不能食用。

紫菜是海产食品，容易返潮变质，应将其装入黑色食品袋置于低温干燥处，或放入冰箱中，可保持其味道和营养。

一般人均可食用紫菜，水肿、脚气、肺病初期、甲状腺肿大、心血管疾病和各类肿块增生的患者尤其适宜。但是胃肠不好的人应该少食紫菜，腹痛便溏者勿食。

紫菜不宜与酸涩的水果一起食用，否则会造成肠胃不适。

选购

选购紫菜时，深紫色、薄而有光泽的较新鲜。

适用量

每次约 20 克。

总热量

207 千卡（每 100 克可食用部分）。

紫菜营养成分 （每 100 克可食用部分）

名称	含量	名称	含量
蛋白质	26.7 克	维生素 E	1.8 毫克
脂肪	1.1 克	钙	264 毫克
碳水化合物	44.1 克	磷	350 毫克
胆固醇	—	钾	1796 毫克
膳食纤维	21.6 克	钠	710.5 毫克
维生素 A	228 微克	镁	105 毫克
胡萝卜素	1370 微克	铁	54.9 毫克
维生素 B$_1$	0.27 毫克	锌	2.47 毫克
维生素 B$_2$	1.02 毫克	硒	7.22 微克
烟酸	7.3 微克	铜	1.68 毫克
维生素 C	2 毫克	锰	4.32 毫克

可降脂的水果类

苹果

降低血液中胆固醇浓度，保护心血管，提高记忆力。

苹果又称滔婆、萍婆，为蔷薇科苹果的果实。原产于欧洲、中亚西亚和土耳其一带，19 世纪传入我国，现在在我国华北、东北、华中等地广为栽培。苹果是世界上栽种最多，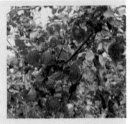
产量最高的水果之一。苹果的种类很多，有红香蕉苹果、红富士苹果、黄香蕉苹果等。苹果味道酸甜可口，营养丰富，被誉为"大夫第一药"，许多美国人把苹果作为瘦身必备食品，每周节食一天，这一天只吃苹果，号称"苹果日"。

降脂功效

苹果中含有大量的果胶，能够与胆汁酸结合，吸收人体内多余的胆固醇和甘油三酯，然后排出体外，从而降低了血液中胆固醇的浓度。

果胶还能够与降低胆固醇的物质如果糖、维生素、镁等结合形成新的化合物，从而加强了降低血脂的作用。实验证明，每天吃一到两个苹果，血液中的胆固醇含量可降低 10% 以上。

🍎 其他功效

苹果含有的营养成分种类很多，其富含维生素 B_1、维生素 B_2、维生素 C 以及胡萝卜素、脂肪、淀粉、蛋白质、果胶、钙、钾、锌、维生素、苹果酸等，其中所含的果胶和钾元素位于果品之首。

苹果汁能够灭杀传染性病毒，多吃苹果可以改善人体呼吸系统和肺功能，保护肺部免受污染和烟尘的影响，预防感冒。苹果是心血管的保护神，心脏病患者的健康水果。苹果的香味能够提神醒脑，缓解不良情绪，头痛时可用闻苹果香味来缓解疼痛。孕妇每天吃一个苹果可以减轻孕期反应。多吃苹果可以保护心血管，对于心脏病的防治有利。

西方有句话说"一天一个苹果，远离医生门口"，这是由于苹果中富含锌成分，而锌是合成核酸与蛋白质不可或缺的元素，与记忆力的增长密切有关。

🍎 营养师健康提示

苹果营养丰富，对于身体健康很有帮助，婴幼儿、老人、孕妇和病人非常适宜食用。

吃苹果应当细嚼慢咽，有利于消化吸收。饭前不宜食用苹果，饭前两个小时或饭后食用为宜。

脂肪过多者与糖尿病患者应多吃酸苹果，男性吃苹果的数量应该多于女性。

冠心病、心肌梗死、肾炎及糖尿病患者切忌多食。

选购

选购苹果时，以色泽浓艳、外皮苍老、果皮外有一层薄霜的为好。

适用量

每天 1 ~ 2 个。

总热量

57 千卡（每 100 克可食用部分）。

苹果营养成分 （每100克可食用部分）			
名称	含量	名称	含量
蛋白质	0.4 克	维生素 E	0.21 毫克
脂肪	0.1 克	钙	2 毫克
碳水化合物	14.3 克	磷	4 毫克
胆固醇	–	钾	–
膳食纤维	0.8 克	钠	2.3 毫克
维生素 A	10 微克	镁	3 毫克
胡萝卜素	10 微克	铁	0.2 毫克
维生素 B$_1$	–	锌	0.02 毫克
维生素 B	–	硒	2.31 微克
烟酸	–	铜	0.05 毫克
维生素 C	1.0 毫克	锰	0.01 毫克

可降脂的水果类

葡萄

降低胆固醇，控制血小板聚集，预防心脑血管病。

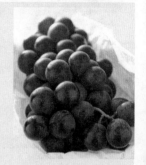

葡萄又称蒲桃、蒲萄，是一种栽培价值很高的果树。葡萄原产西亚，西汉张骞出使西域时带回中原。葡萄内含糖、矿物质、维生素及多种具有生理功能的物质。葡萄果实颗颗晶莹玲珑，鲜果美味可口，干果别有风味，果汁清凉宜人，果酱调味极佳。

降脂功效

葡萄中含有的白藜芦醇是降低胆固醇的天然物质，动物实验证明，白藜芦醇能够使胆固醇降低，抑制血小板聚集，对于预防心脑血管病有一定作用，所以葡萄成为高血脂患者的理想水果。

其他功效

葡萄中所含有的糖分主要是葡萄糖，易为人体吸收，当人体低血糖时，可饮用葡萄汁迅速缓解症状。另外，葡萄汁还可以帮助器官移植手术患者减少排异反应。

葡萄中的果酸能够帮助消化，增强食欲，防治肝炎后脂肪肝的生成。

葡萄中所含有的类黄酮是强力抗氧化剂，能够延缓衰老，清除体内自由基。常食葡萄能够健脾胃，防止健康细胞癌变及癌细胞扩散。

葡萄中所含的多酚类物质是天然的自由基清除剂，具有很强的抗氧化活性，可以有效保护肝脏细胞的功能，抵御或减少自由基对于它们的伤害。尤其是多酚类物质还能够与细菌、病毒中的蛋白质结合，使其失去致病能力。

◆ 营养师健康提示

吃完葡萄的时候不能够立即喝水，否则易腹泻。

葡萄的很多营养物质都存在于皮中，洗干净连皮吃能够吸收更多营养。不宜将葡萄与水产品同食，间隔 4 小时以上为好。

糖尿病、便秘者忌食葡萄，以免加重病情。脾胃虚寒者不宜过多食用葡萄，多食则会泄泻。吃葡萄时不能够与萝卜、海鲜、人参同食，否则会出现腹泻、呕吐、恶心等症状。

◆ 选购

要选购果粒饱满结实、不易脱落、颜色深、果皮光滑的为好。

☞ 适用量

每天约 100 克。

☞ 总热量

46 千卡（每 100 克可食用部分）。

葡萄营养成分 （每 100 克可食用部分）

名称	含量	名称	含量
脂肪	0.4 克	泛酸	0.1 毫克
蛋白质	0.4 克	生物素	44 微克
碳水化合物	10.2 克	膳食纤维	1.8 克
维生素 A	5 微克	钙	11 毫克
维生素 B₁	0.05 毫克	磷	7 毫克
维生素 B₂	0.03 毫克	钠	0.5 毫克
维生素 B₆	0.04 毫克	镁	6 毫克
维生素 C	4 毫克	铁	0.2 毫克
维生素 E	0.34 毫克	钾	124 毫克
胡萝卜素	0.13 毫克	铜	0.1 毫克
烟酸	0.2 毫克	锌	0.02 毫克
叶酸	4 微克	硒	0.5 微克

可降脂的水果类

柚子

降低胆固醇，降脂减肥，预防冠心病。

柚子俗称团圆果，又称文旦、雪柚、苦柚、气柑、香抛。柚子是温带及热带的产品，中国南方广东、广西、福建等省都有出产。比较有名的有文旦柚、沙田柚、坪山柚。柚子味道酸甜略苦，富含维生素 C 及其他营养成分，是医学界公认的最具食疗价值的水果。

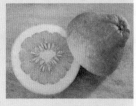

降脂功效

中医药学认为，柚子味甘、酸，性寒，有健胃化食、下气消痰、轻身悦色等功效。现代医药学研究发现，柚肉中含有非常丰富的维生素 C 以及类胰岛素等成分，故有降血糖、降血脂、减肥、美肤养颜等功效。经常食用，对高血脂、高血压、糖尿病、血管硬化等疾病有辅助治疗作用，对肥胖者有健体养颜功能。柚子的果皮及果肉里含有大量的果胶，果胶是一种水溶性纤维，不仅能够降低低密度脂蛋白胆固醇即"坏胆固醇"的水平，而且能够保护动脉壁，减少心血管疾病发生的可能。

其他功效

柚子不但营养价值高，而且还具有健胃、润肺、补血、清肠、利便等功效，可促进伤口愈合，对败血病等有良好的辅助疗效。此外，由于柚子含有生理活性物质皮苷，所以可降低血液的黏滞度，减少血栓的形成，故而对脑血管疾病，如脑血栓、中风等也有较好的预防作用。

营养师健康提示

太苦的柚子不能吃。一次不能够食用太多柚子，会影响肝脏解毒，使肝脏受到损伤，并且可能引起其他不良反应。

服药过后不能够立即食用柚子，对身体健康不利。

柚子性寒，脾虚泄泻的人吃了柚子会腹泻，故身体虚寒的人不宜多吃。

服用过敏药时吃柚子，病人轻则会出现头昏、心悸、心律失常、心室纤维颤动等症状，严重的还会导致猝死。

另外柚子中含有大量的钾，肾病患者服用要在医生指导下才可以。

选购

挑选柚子时最好选择上尖下宽的标准型，以表皮薄而光润、色泽呈淡绿或淡黄的为佳。

适用量

每次 50 克左右。

总热量

61 千卡（每 100 克可食用部分）。

柚子营养成分 （每 100 克可食用部分）

名称	含量	名称	含量
蛋白质	0.8 克	胡萝卜素	10 毫克
脂肪	0.2 克	钙	4 毫克
碳水化合物	9.5 克	磷	24 毫克
水分	89 克	钾	119 毫克
胆固醇	—	钠	3 毫克
维生素 A	2 毫克 RE	镁	4 毫克
维生素 B_1	—	铁	0.3 毫克
维生素 B_2	0.03 毫克	锌	0.4 毫克
维生素 PP	0.3 毫克	硒	0.7 毫克
维生素 C	23 毫克	铜	0.18 毫克
膳食纤维	0.4 克	锰	0.08 毫克

可降脂的水果类

柠檬

加速体内胆固醇代谢，美容抗氧化。

柠檬又称柠果、洋柠檬、益母果等，原产于马来西亚。柠檬果实为黄色，汁多肉嫩，芳香浓郁，富含柠檬酸，被誉为"柠檬酸仓库"，因为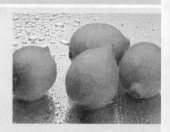味道非常酸，不像其他水果一样用来生食，多用来调制饮料菜肴、化妆品和药品。

降脂功效

柠檬含有丰富的维生素 C，可以加速胆固醇的代谢，降低血清胆固醇水平，防止血管软化。柠檬能够促进胃中蛋白分解酶的分泌，增加胃肠蠕动。常适量食用柠檬，能够改善高血脂患者的症状。

其他功效

柠檬汁很酸，具有很强的杀菌功效，柠檬酸能够抑制钙盐结晶，阻止肾结石的形成，柠檬酸还能够使钙深化并整合钙。柠檬具有香气，能够祛除肉类、水产的腥膻之气，并且能够使肉质更加细嫩。

　　食用柠檬可以防止食物中毒，消除疲劳，增强免疫力，延缓衰老，并且对于贫血、感冒有很好的疗效。柠檬还能够防治心血管疾病，具有提高凝血功能及血小板数量的作用，能够美白肌肤，安胎止呕。

　　柠檬能够止咳化痰，促进食欲与唾液的分泌，当食欲不振时，吃点柠檬可达到提振作用。柠檬所含有的橙皮苷，可调节毛细血管的渗透压，所以高血压、动脉粥样硬化患者食用柠檬，能够预防毛细血管的损伤。

　　柠檬富含维生素 C，能够改善感冒、减肥、解酒，并且能够消除疲劳，补充体力，提高免疫力。

营养师健康提示

　　由于柠檬的酸度过强，胃溃疡、胃酸过多者不宜食用；柠檬含纳量比较高，肾脏水肿病人宜少食；龋齿、糖尿病患者忌食。

　　柠檬的香味与酸味，有增添料理风味的效果。不含糖的柠檬汁与柠檬水，是对身体吸收很有帮助的食品。柠檬的外皮还可用作点心或料理调味。柠檬常被萃取成精油或适用于化妆品、美白产品与芳香剂。榨汁后的柠檬残渣，也可以放在冰箱当作除臭剂使用。

选购

　　要选择果皮有光泽、新鲜而完整的果实为佳。

适用量

每次 1/5 个（1 ~ 2 瓣即可）。

总热量

35 千卡（每 100 克可食用部分）。

柠檬营养成分 （每 100 克可食用部分）

名称	含量	名称	含量
脂肪	1.2 克	胆固醇	–
蛋白质	1.1 克	钙	101.0 毫克
碳水化合物	6.2 克	锌	0.65 毫克
维生素 A	–	锰	0.05 毫克
维生素 C	22.0 毫克	磷	22.0 毫克
维生素 E	1.14 毫克	硒	0.5 微克
硫胺素	0.05 毫克	镁	37.0 毫克
烟酸	0.6 毫克	铁	0.8 毫克
纤维素	1.3 克	铜	0.14 毫克
胡萝卜素	–	钾	209.0 毫克
核黄素	0.02 毫克	钠	1.1 毫克

可降脂的水果类

草莓

降低血液中脂肪和胆固醇，
降低血糖。

　　草莓也称为红莓、地莓，台湾
等地区称为士多啤梨。全世界草莓
的品种有 50 多种，原产于欧洲，20
世纪传入我国。草莓外形呈心形，
鲜美红嫩，果肉多汁，香味浓郁，
酸甜可口，被誉为"果中皇后"。

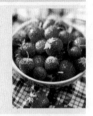

降脂功效

　　草莓富含果胶可以与胆汁酸结合，能够加速
体内有害物质的排泄，草莓中的有机酸能够分解脂
肪。草莓中含有大量的维生素 C 和尼克酸，能够有
效降低血液中的胆固醇与血脂。

其他功效

　　中医认为草莓性平、味甘酸，有润肺生津、健
脾和胃、补血益气、凉血解毒之功效。现代医学研
究证明，草莓有降血压、抗衰老作用。草莓中丰富
的维生素 C，能软化和保护血管、改善血液循环，
起到预防心血管系统疾病的作用。同时，维生素 C
还能阻碍强致癌物亚硝胺在体内的生成，破坏癌细
胞增生时产生的某些酶活性。具有一定的防癌、抗

癌功效。草莓中的有效成分，可抑制癌肿的生长。每百克草莓含维生素 C 50 ～ 100 毫克，比苹果、葡萄高 10 倍以上。科学研究已证实，维生素 C 能消除细胞间的松弛与紧张状态，使脑细胞结构坚固，皮肤细腻有弹性，对脑和智力发育有重要影响。草莓含有丰富的维生素和微量元素，极易被人体吸收，具有辅助降糖的功效。饭后吃一些草莓，可分解食物脂肪，有利消化。

草莓富含氨基酸、果糖、蔗糖、葡萄糖，草莓还有较高的药用和医疗价值。从草莓植株中提取出的"草莓胺"，对治疗白血病、障碍性贫血等血液病有较好的疗效。草莓味甘酸、性凉、无毒，能润肺、生津、利痰、健脾、解酒、补血、化脂，对肠胃病和心血管病有一定防治作用。据记载，服饮鲜草莓汁可治咽喉肿痛、声音嘶哑症。食用草莓，对积食胀痛、胃口不佳、营养不良或病后体弱消瘦，是极为有益的。

草莓的营养成分易消化吸收，多吃不会受凉或上火。

常吃草莓能够预防便秘和坏血病，调理胃肠道、防治动脉硬化和冠心病、防癌、减肥。草莓性凉味酸，具有润肺生津、清热凉血、健脾解酒等功效。

营养师健康提示

草莓中含草酸钙较多，泌尿系统结石的病人，不宜多吃。食用草莓前，先用淡盐水浸泡 10 分钟，能够杀菌并容易清洗。

选购

以色泽鲜亮、有光泽、颗粒大、清香浓郁的为优。

适用量

每日 50 克左右。

总热量

6 千卡（每 100 克可食用部分）。

草莓营养成分 （每100克可食用部分）

名称	含量	名称	含量
蛋白质	1 克	膳食纤维	1.1 克
脂肪	0.2 克	钙	18 毫克
碳水化合物	7.1 克	磷	27 毫克
水分	91.3 克	钾	131 毫克
胆固醇	—	钠	4.2 毫克
维生素 A	5 毫克 RE	镁	12 毫克
维生素 B$_1$	0.02 毫克	铁	1.8 毫克
维生素 B$_2$	0.03 毫克	锌	0.14 毫克
维生素 PP	0.3 毫克	硒	0.32 毫克
维生素 C	47 毫克	铜	0.04 毫克
胡萝卜素	30 毫克	锰	0.49 毫克

可降脂的水果类

猕猴桃

避免过多脂质在体内沉积，降低血脂水平。

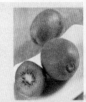

猕猴桃学名奇异果，因为猕猴喜食而得名，又叫毛桃、藤梨、猕猴梨。猕猴桃的维生素 C 含量极高，一个猕猴桃就能够提供一个人一日维生素 C 需求量的两倍多，被称为"维 C 之王"。

关于猕猴桃的药用价值，中国历代医书均有记载，认为它能"调中下气"，具有止渴健胃、清热利尿、润燥通便、增强人体免疫力的作用，适用于消化不良、食欲不振、呕吐及维生素缺乏等症。近代医学研究表明，常食猕猴桃，有降低胆固醇及甘油三酯的作用，对高血压、高血脂，肝炎、冠心病、尿道结石有预防和辅助治疗作用。

猕猴桃的病虫害少，一般无需使用农药，是极少数没有农药污染的无公害果品之一，这是维护人体健康的最佳保证。

降脂功效

猕猴桃含有的纤维素，能够增加人体的饱腹感，促进脂肪的分解，避免过多脂肪在体内沉积，降低血脂水平。

　　猕猴桃的维生素 C 含量是水果中最高的，维生素 C 能够显著降低血清胆固醇水平，对于高血脂有很好的防治作用。

其他功效

　　猕猴桃中含有的血清促进素具有稳定情绪、镇静心情的作用，对防止抑郁症有一定功效。

　　猕猴桃中的膳食纤维能够降低胆固醇，促进心脏健康，帮助消化，防治便秘。

　　猕猴桃甘酸性寒，能够解热除烦，止渴利尿。

　　猕猴桃含有大量的天然糖醇类物质肌醇，肌醇作为细胞信号传递过程中的第二信使，在细胞内对激素和神经的传导效应起调节作用，对调节糖代谢有正效应。

　　猕猴桃可改善神经的传导速度，是糖尿病患者较为理想的水果。猕猴桃中所含有的植物化学成分叶黄素可以在人的视网膜上堆积，防止斑点恶化及其导致的永久性失明，并且能够预防白内障。猕猴桃的果汁能够阻断致癌物质在人体内的合成，可预防癌症的发生。

营养师健康提示

　　猕猴桃性质寒凉，脾胃功能较弱的人食用过多，会导致腹痛腹泻。

　　由于猕猴桃中维生素 C 的含量颇高，易与奶制品中的蛋白质凝结成块，不但影响消化吸收，还会使人出现腹胀、腹痛、腹泻，故食用猕猴桃后一定不要马上喝牛奶或食用其他乳制品。

选购

要选择果实饱满、绒毛尚未脱落的果实，过于软的果实不要买。

适用量

每日 150 克左右。

总热量

56 千卡（每 100 克可食用部分）。

猕猴桃营养成分 （每 100 克可食用部分）

名称	含量	名称	含量
蛋白质	0.8 克	维生素 E	2.43 毫克
脂肪	0.6 克	钙	27 毫克
碳水化合物	14.5 克	磷	26 毫克
胆固醇	—	钾	144 毫克
膳食纤维	2.6 克	钠	10 毫克
维生素 A	22 微克	镁	12 毫克
胡萝卜素	130 微克	铁	1.2 毫克
维生素 B_1	0.05 毫克	锌	0.57 毫克
B 族维生素	0.02 毫克	硒	0.28 微克
烟酸	0.3 毫克	铜	1.87 毫克
维生素 C	62 毫克	锰	0.73 毫克

可降脂的水果类

橙子

降血脂，降血压，预防冠心病与动脉粥样硬化。

橙子是我国南方主要水果之一，其色香味俱全，种类繁多，颜色鲜艳，酸甜可口，风味醇厚，深得人们喜爱。橙子维生素 C 的含量很高，同时又富含钙、磷、钾、胡萝卜素，被誉为"疗疾佳果"。我国是橙子的原产地之

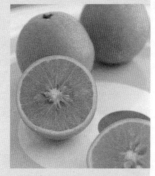

一，已经有 4000 多年的栽培史。橙子的种类包括了脐橙、血橙、冰糖橙、新奇士橙，其中以脐橙最为常见。

降脂功效

橙子中含有大量的维生素 C，能够软化和保护血管，促进血液循环，降低血清胆固醇。常食橙子能够有效预防胆囊疾病。橙汁中含有类黄酮和柠檬素，可以促进体内高密度脂蛋白增加，并输送"坏"的低密度脂蛋白胆固醇到体外，所以每天喝几杯橙汁能够降低患心脏病的可能。

其他功效

橙子中含有丰富的糖类、维生素、苹果酸、柠檬酸、蛋白质、膳食纤维以及多种矿物质，对于坏血病、夜盲症、皮肤干燥和发育迟缓，都有辅助治疗的作用。

橙子的气味有利于缓解女性心理压力，但是对于男性作用不会很大。如果服药期间吃一些橙子或饮橙汁，能够增加机体对于药物的吸收。

橙子中所含有的特殊物质，可以降低血压，扩张心脏的冠状动脉，保护心血管健康，是预防冠心病与动脉粥样硬化的理想食物。

营养师健康提示

橙子特别适合胸膈满闷、恶心欲吐、饮酒过多、宿醉未醒者食用。

橙子不宜食用过多，过多食用橙子会引起中毒，出现手、足乃至全身皮肤变黄症状。有泌尿系结石的患者尤其不可以多吃，糖尿病、风寒感冒、脾胃虚寒、贫血患者等都不宜食用。

空腹时不宜食用橙子，吃橙子前后一个小时内不能够喝牛奶。橙子皮上一般有保鲜剂，不宜用来泡水。

橙子忌与螃蟹、蛤蜊肉、槟榔同食。

选购

要选择果实饱满、有弹性、着色均匀、能散发出香气的橙子。

适用量

每日 1 个即可。

总热量

47 千卡（每 100 克可食用部分）。

橙子营养成分 （每100克可食用部分）

名称	含量	名称	含量
脂肪	0.2 克	胆固醇	—
蛋白质	0.8 克	钙	20.0 毫克
碳水化合物	11.1 克	锌	0.14 毫克
维生素 A	27.0 微克	锰	0.05 毫克
维生素 C	33.0 毫克	磷	22.0 毫克
维生素 E	0.56 毫克	镁	14.0 毫克
硫胺素	0.05 毫克	铁	0.4 毫克
烟酸	0.3 毫克	铜	0.03 毫克
纤维素	0.6 克	钾	159.0 毫克
胡萝卜素	160.0 微克	钠	1.2 毫克
核黄素	0.04 毫克	硒	0.31 微克

可降脂的水果类

西瓜

消暑解渴，维护皮肤弹性，不含脂肪和胆固醇。

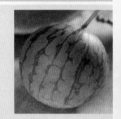

西瓜又叫水瓜、寒瓜、夏瓜，为葫芦科，西瓜属，一年生蔓性草本植物。全国各地均有栽培。夏季采收，洗净鲜用。表面平滑，皮色浓绿、浅绿、墨绿，常有各种条纹。瓤多汁而甜，深红、淡红、黄色或白色。果瓤含有丰富的矿物盐和多种维生素，是夏季主要的消暑果品。

降脂功效

西瓜味道甘甜多汁，清爽解渴，含有人体所需要的几乎各种营养成分，但是却不含有胆固醇和脂肪，所以吃西瓜不用担心脂肪与胆固醇会增加，也不会影响到血脂的升高，对于高血脂患者来说，吃西瓜是最好的选择，在吃水果的同时不用担心病情加重。

其他功效

西瓜中含有大量水分，可以清热解暑，除烦止渴。西瓜中含有的糖、盐等成分利尿的同时又能够消除肾脏炎症。西瓜蛋白酶能够将不溶性蛋白质转化为可溶的蛋白质。

新鲜的西瓜汁和西瓜皮能够增加皮肤弹性，减少皱纹。吃西瓜后尿量就会明显增加，从而就减少了胆色素含量，并且能够使大便通畅，对治疗黄疸有一定的作用。新鲜的西瓜汁和鲜嫩的西瓜皮可以增加肌肤的弹性，减少皱纹，从而延缓衰老。

西瓜除了不含脂肪外，汁液中几乎包括了人体所需要的各种营养成分，如维生素 A、B 族维生素、维生素 C 和蛋白质、葡萄糖、蔗糖、果糖、苹果酸、谷氨酸、瓜氨酸、精氨酸、磷酸及钙、铁、磷和粗纤维等。西瓜味甘性寒，有清热消烦、止渴解暑、宽中上气、疗喉痹、利小便、治血痢、解酒毒的功效。适用于中暑发热、热盛津伤、烦闷口渴、尿少尿黄、喉肿口疮等。急性热病发热、口渴、汗多、烦躁时，饮新鲜西瓜汁，可清热止渴。西瓜皮鲜用或晒干后入药，味甘性凉，有清热利尿消肿之功效，可治小便不利、水肿以及湿热黄疸等症。西瓜皮的绿色部分即"西瓜翠衣"，可治疗水肿、烫伤、肾炎等病，用其煎汤代茶，也是很好的消暑清凉饮料。

《食用本草》载："西瓜性寒解毒，有天生白虎汤之称。"由此可见，西瓜是解暑的良药，夏天常食能预防中暑，对其他温热病也有辅助治疗作用。

营养师健康提示

西瓜应该适量食用，食用过多就会将胃液冲淡，从而影响消化。冬季不宜多吃西瓜，刚从冰箱里取出的西瓜勿食。

糖尿病患者忌食西瓜，心衰或肾炎患者、消化不良、脾胃虚寒及肠胃不好的人应当少吃西瓜。

适用量

每次约 200 克。

总热量

25 千卡（每 100 克可食用部分）。

西瓜营养成分（每 100 克可食用部分）

名称	含量	名称	含量
蛋白质	0.6 克	钙	8 毫克
脂肪	0.1 克	磷	9 毫克
碳水化合物	5.8 克	钾	87 毫克
膳食纤维	0.3 克	钠	3.2 毫克
维生素 A	75 微克	镁	8 毫克
维生素 B$_1$	0.02 毫克	铁	0.3 毫克
维生素 B$_2$	0.03 毫克	锌	0.1 毫克
烟酸	0.2 毫克	硒	0.17 微克
维生素 C	6 毫克	铜	0.05 毫克
维生素 E	0.1 毫克	锰	0.05 毫克

可降脂的水果类

香蕉

降低胆固醇，保护血管，预防高血脂，减轻心理压力。

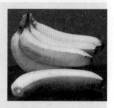

香蕉别名蕉子、甘蕉、大蕉、粉蕉。香蕉是芭蕉科多年生常绿大型草本果树。原产于亚洲东南部，据古籍记载，我国香蕉栽培有 2000 多年的历史，是世界上香蕉栽培史上极为悠久的国家之一。香蕉含有丰富的蛋白质、糖、钾、磷、维生素 A 和维生素 E 以及膳食纤维。香蕉含有特殊的成分，能够使人在食用后身心舒畅，变得开心，所以香蕉又被称为"开心水果"。

降脂功效

香蕉能够加快胃肠蠕动，帮助消化，对于便秘有很好的作用，多食香蕉能够降低人体内的胆固醇与脂肪，促进体内代谢，从而保护血管，预防高血脂的发生。

其他功效

经常食用香蕉能够预防中风和高血压，治疗手足皮肤皲裂，帮助消化、健脑。香蕉中含有一定量的能够帮助人制造"开心激素"的氨基酸，食用后可减轻心理压力。香蕉对失眠或情绪紧张者也有疗效，因为香蕉包含的蛋白质中，带有氨基酸，具有安抚神经的效果，因此在睡前吃点香蕉，多少可起一些镇静作用。

香蕉皮中含有杀菌成分，如果皮肤由于真菌、细菌感染而发炎，可以将香蕉皮敷在上面，起到消炎作用。

高血压患者应该多吃香蕉，国外研究发现，连续一周每天吃两个香蕉，可使血压降低10%，这样的降压效果相当于降压药日服用量所产生的效果的50%。

营养师健康提示

香蕉营养价值高，但是并非人人适宜吃。营养师说，香蕉含钾高，患有急慢性肾炎、肾功能不全者，都不适合多吃，建议这些病人如果每天吃香蕉的话，以半条为限。此外，香蕉糖分高，一条香蕉约含120卡路里热量（相等于半碗白饭），患糖尿病者也必须注意吸取的分量不能多。

有黑色斑点的香蕉在室温下极易滋生细菌，最好丢弃。

将两条香蕉连皮放在火上烤，然后趁热吃，可改善痔疮及便血；手足因寒冷出现皲裂现象，可用香蕉皮内面擦拭患处，连续几天后，可使皮肤滑润起来；对肺燥、干咳无痰、口鼻干燥的人，可用3条香蕉去皮切段，加冰糖和一碗清水，隔水炖一小时，然后连渣吃下，可滋润祛燥。

选购

应选没有黑斑的香蕉。

适用量

每天 1 ~ 2 根。

总热量

91 千卡（每 100 克可食用部分）。

香蕉营养成分（每 100 克可食用部分）

名称	含量	名称	含量
脂肪	0.2 克	灰分	0.6 克
蛋白质	1.4 克	膳食纤维	1.2 克
碳水化合物	22.0 克	钙	7 毫克
维生素 A	10 微克	铁	0.4 毫克
维生素 B₁	0.02 毫克	磷	28 毫克
维生素 B₂	0.04 毫克	钾	256 毫克
维生素 C	8 毫克	钠	0.8 毫克
维生素 D	—	铜	0.14 毫克
维生素 E	0.24 毫克	镁	43 毫克
维生素 PP	0.7 毫克	锰	0.658 毫克
胡萝卜素	60 微克	锌	0.18 毫克
视黄醇	未测定	硒	0.87 微克

可降脂的干果类

榛子　　促进胆固醇代谢，保护视力。

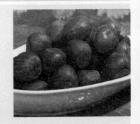

　　榛子又被称为山板栗、尖栗、棰子等，形状类似栗子，果仁肥白而圆，有"坚果之王"的称号。榛子有香气，含油脂量很大，吃起来特别香美，深受人们的喜爱。榛子富含油脂（大多为不饱和脂肪酸）、蛋白质、碳水化合物、维生素（维生素E）、矿物质、糖纤维、β-古甾醇和抗氧剂石炭酸等特殊成分以及人类所需的八种氨基酸与微量元素。

降脂功效

　　榛子营养丰富，果仁中除含有蛋白质、脂肪、糖类外，同时含有大量的胡萝卜素和维生素B₁、维生素B₂、维生素E，大量的维生素与膳食纤维，能够降低体内胆固醇的含量，减少血脂，从而预防高血脂。

　　榛子中含有大量的不饱和脂肪酸，可以促进胆固醇的分解代谢，软化血管，保护毛细血管的健康。

其他功效

榛子富含油脂，有利于脂溶性维生素在体内的溶解，对体弱、病后体虚、易饥饿的人都有很好的补养作用。榛子具有天然香气，能开胃。其内含抗癌化学成分紫杉酚，能治疗卵巢癌、乳腺癌及其他一些癌症。榛子还能够补脾胃，益气力，明目健行。并且对盗汗、消渴、夜尿频多等多有疗效。

榛子含有人体所必需的八种氨基酸，并且含量远远超过了核桃，榛子是坚果中钙、铁、磷的含量最高的。

榛子的维生素 E 含量高达 36%，能有效地延缓衰老，防治血管硬化，润泽肌肤的功效。榛子中镁、钙和钾等微量元素的含量很高，长期食用有助于调整血压。每天在电脑前面工作的人群多吃点榛子，对视力有一定的保健作用。

营养师健康提示

适合于高血脂、癌症、糖尿病病人食用。榛子存放时间较长后不宜食用。由于榛子中含有丰富的油脂，因此胆功能严重不良者禁食。

选购

以颗粒饱满、色泽深褐自然、无霉变、无虫害的为佳。

适用量

每次 15 颗左右，不宜多吃。

总热量

542 千卡（每 100 克可食用部分）。

榛子营养成分 （每 100 克可食用部分）

名称	含量	名称	含量
脂肪	44.8 克	视黄醇当量	7.4 毫克
蛋白质	20 克	钙	104 毫克
碳水化合物	14.7 克	铁	6.4 毫克
维生素 A	8 微克	磷	422 毫克
维生素 C	—	钾	1244 毫克
维生素 E	36.43 毫克	钠	4.7 毫克
硫胺素	0.62 毫克	铜	3.03 毫克
核黄素	14 毫克	镁	420 毫克
胆固醇	—	锌	5.83 毫克
胡萝卜素	3.5 微克	锰	14.94 毫克
烟酸	2.5 毫克	硒	0.78 微克
膳食纤维	9.6 克		

可降脂的干果类

杏仁

不含胆固醇，减低血脂，预防心脏病。

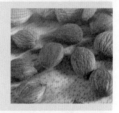

　　将杏核去壳就可以得到杏仁，杏仁有甜、苦两种之分：甜杏仁可以作为休闲小吃也可以做凉菜，风味独特，而苦杏仁则可以入药。由于苦杏仁中含有小毒，因此不可以多吃。

降脂功效

　　杏仁中不含胆固醇，而脂肪的含量丰富且只有少量的饱和脂肪酸，杏仁中含有大量的多酚类和黄酮类物质，钙和镁的含量也很丰富，这些成分都能够降低人体的总胆固醇水平和低密度脂蛋白胆固醇，从而降低血脂，对于防治高血脂有很大作用。有实验证明，高血脂病人每天吃 40 克杏仁，可代替含高饱和脂肪酸的食品。

其他功效

　　杏仁能够显著降低心脏病和很多慢性病的发病危险，杏仁能够止咳平喘，润肠通便，可以治疗肺病与咳嗽等疾病。杏仁还具有美容的功效，能够促进皮肤的微循环，使皮肤红润光泽，对于骨骼生长很有利。杏仁只含有 7% 的饱和脂肪酸，大多数都是不饱和脂肪酸，能够祛除胆固醇，预防动脉粥样硬化。

甜杏仁和日常所吃到的干果杏仁都很滋润，能够降低人体内胆固醇的含量，对于心脏病以及很多慢性疾病的发生都能起到预防作用。

杏仁的营养价值十分均衡，不仅含有类似动物蛋白的营养成分，如蛋白质、脂肪等，还含有植物成分所特有的纤维素等。它可以润肺清火、排毒养颜，对因肺燥引起的咳嗽有很好的疗效，是没有副作用的排毒食品。

根据中药古籍记载，杏仁具有滑肠通便的作用。《现代实用中药》一书中说："杏仁内服具轻泻作用，并有滋补之效。"对于年老体弱的慢性便秘患者来说，服用杏仁效果最佳。中医典籍《本草纲目》中也提到了杏仁的 3 大功效："润肺也，消积食也，散滞气也"。其中，"消积食"说明杏仁可以帮助消化、缓解便秘症状。此外，不少治便秘的中药药方中也都包含杏仁。

促进新陈代谢、消除便秘困扰，是您每天喝一杯杏仁露的一个重要理由。

营养师健康提示

一般人都可以食用杏仁，但是杏仁不可过多食用，以免对身体有害，产妇、幼儿、病人特别是糖尿病患者不宜食用杏仁或杏仁制品。

选购

选购杏仁应该以色泽棕黄、颗粒均匀、无臭味者为佳，不要购买青色的，表面有干涩皱纹的杏仁。

适用量

每次 30 克左右即可。

总热量

562 千卡（每 100 克可食用部分）。

杏仁营养成分 （每 100 克可食用部分）

名称	含量	名称	含量
脂肪	45.4 克	视黄醇当量	5.6 微克
蛋白质	22.5 克	钙	97 毫克
碳水化合物	15.9 克	铁	2.2 毫克
维生素 A	–	磷	27 毫克
维生素 C	26 毫克	钾	106 毫克
维生素 E	18.53 毫克	钠	8.3 毫克
硫胺素	0.8 毫克	铜	0.8 毫克
核黄素	56 毫克	镁	178 毫克
胆固醇	–	锌	4.3 毫克
胡萝卜素	2.6 微克	锰	77 毫克
膳食纤维	8 克	硒	15.65 微克

可降脂的干果类

花生
降脂降压，防止血栓形成，
预防心脏病和动脉硬化。

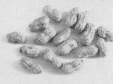

花生又名落花生、地果、
唐人豆，为蝶形花科植物花
生的种子。花生和黄豆一样
被誉为"植物肉""素中之
荤"，花生的营养价值高于粮
食类，可与鸡蛋、牛奶、肉食等食品相媲美。花生
滋养补益，延年益寿，所以又被称为"长寿果"。

降脂功效

花生中的胆碱、卵磷脂等物质成分，可以提
高高密度脂蛋白水平，从而降低血液中的三酸甘油
酯，预防动脉粥样硬化和心脏病。

花生中的脂肪大部分都是不饱和脂肪酸，可以
降低胆固醇，调节血脂，降低血压和血黏度，保护
心血管。

其他功效

花生红衣的止血效果显著。花生所含有的优质
成分能够增强胰岛素的敏感性，有利于降低血糖，
对糖尿病患者有益。

花生红衣中含有十几种人体所需要的氨基酸，

其中谷氨酸和天门冬氨酸可促使细胞发育和增强大脑的记忆力。

花生中含有的白藜芦醇是一种生物活性很强的天然多酚类物质，是肿瘤类疾病和心脑血管疾病的化学预防剂，能够降低血小板凝聚，预防和治疗动脉粥样硬化、心脑血管疾病等。花生含有的油脂成分能够使胰岛素的敏感性增强，有利于降低血糖，是适合糖尿病患者的理想食品。

花生含有维生素 E 和一定量的锌，能增强记忆、抗老化、延缓脑功能衰退、滋润皮肤。

花生含有的维生素 C 有降低胆固醇的作用，有助于防治动脉硬化、高血压和冠心病。花生中的微量元素硒和另一种生物活性物质白藜芦醇可以防治肿瘤类疾病，同时也是降低血小板聚集，预防和治疗动脉粥样硬化、心脑血管疾病的化学预防剂。

花生还有扶正补虚、悦脾和胃、润肺化痰、滋养调气、利水消肿、止血生乳、清咽止疟的作用。

营养师健康提示

霉变的花生勿食，将花生红衣与红枣配合食用，可补虚止血。由于花生所含油脂多，消化的时候需要消耗过多胆汁，因此胆病患者不宜食用。花生不宜与黄瓜、螃蟹、香瓜同食。

又由于花生能够增进血液凝固，促进血栓的形成，所以血液黏度高的人以及有血栓的人都禁食花生。

选购

选购花生时应该以粒圆饱满，无霉蛀者为佳。

适用量

每日以 80 克左右为宜。

总热量

563 千卡（每 100 克可食用部分）。

花生营养成分（每 100 克可食用部分）

名称	含量	名称	含量
脂肪	44.3 克	胆固醇	—
蛋白质	24.8 克	钙	39.0 毫克
碳水化合物	21.7 克	锌	2.5 毫克
维生素 A	5.0 微克	锰	1.25 毫克
维生素 C	2.0 毫克	磷	324.0 毫克
维生素 E	18.09 毫克	硒	3.94 微克
硫胺素	0.72 毫克	镁	178.0 毫克
烟酸	17.9 毫克	铁	2.1 毫克
纤维素	5.5 克	铜	0.95 毫克
胡萝卜素	30.0 微克	钾	587.0 毫克
核黄素	0.13 毫克	钠	3.6 毫克

可降脂的干果类

红枣

降低血清胆固醇，提高血清蛋白，保护肝脏。

　　红枣又名大枣、良枣、美枣，是我国的特产之一，已经有 3000 多年的种植史。红枣既是果实也是药品，自古以来就与桃、李、梅、杏并称为"五果"，而红枣含有丰富的营养成分，又被看作是"五果之王"，红枣含有大量的维生素 C 与维生素 P。我国现存最早的医药学专著《神农本草经》将红枣列为上品。国外的一项临床研究显示，连续吃大枣的病人，健康恢复速度比单纯吃维生素药剂的病人快 3 倍以上。

降脂功效

　　红枣中含有丰富的维生素 C，被称为"鲜活的维生素 C 丸"，能够使体内的胆固醇转变为胆汁酸，降低血清胆固醇和三酸甘油酯水平，保护血管，同时增强人体抵抗力。

　　红枣能够促进白细胞生成，降低血清胆固醇，提高血清白蛋白，保护肝脏。

其他功效

　　红枣对贫血、气血虚弱有很好的疗效。红枣中含有的维生素 P 能够健全人体的毛细血管，对高血压和心血管疾病患者大有好处，能够促进细胞生成，提高血清白蛋白，保护肝脏。妇女产后常食红枣能够调节与改善烦躁的情绪。红枣还能够减轻因心血不足引起的心跳加速、夜睡不宁和头晕眼花等症状。

红枣含有保护眼睛所需要的维生素 A，身体代谢所需要的 B 族维生素和生长必不可少的矿物质钙、镁、钾、锌等。丰富的营养素对于处在青春期、怀孕期、更年期等不同阶段的女性而言，都是不可或缺的。

红枣能提高人体免疫力，并可抑制癌细胞。药理研究发现，红枣能促进白细胞的生成，降低血清胆固醇，提高血清白蛋白的数量，保护肝脏；还能抑制癌细胞，甚至可使癌细胞向正常细胞转化。

红枣中富含钙和铁，它们对防治骨质疏松与产后贫血有重要作用。红枣还可以抗过敏、除腥臭怪味、宁心安神、益智健脑、增强食欲。

营养师健康提示

中老年人与女性应当常食红枣，同时红枣又不宜进食过多，会引起胃酸和腹胀，空腹也不能够进食红枣。不吃腐烂的红枣，否则吃后会出现头晕、视力障碍等中毒现象，甚至可以危及生命。不可以吃带皮的红枣，红枣皮不易被消化，会滞留在肠胃里不易排出。

选购

要选择颜色鲜红、无虫蛀的红枣。

适用量

每天 3 颗左右。

总热量

122 千卡（每 100 克可食用部分）。

红枣营养成分 （每 100 克可食用部分）

名称	含量	名称	含量
脂肪	3 克	视黄醇当量	67.4 微克
蛋白质	1.1 克	钙	22 毫克
碳水化合物	28.6 克	铁	1.2 毫克
维生素 A	40 微克	磷	23 毫克
维生素 C	243 毫克	钾	375 毫克
维生素 E	78 毫克	钠	1.2 毫克
硫胺素	0.6 毫克	铜	0.6 毫克
核黄素	0.9 毫克	镁	25 毫克
胆固醇	—	锌	1.52 毫克
胡萝卜素	0.7 微克	锰	32 毫克
烟酸	0.9 毫克	硒	8 微克
膳食纤维	1.9 克		

可降脂的干果类

山楂

降低血脂、血压，扩张血管，预防动脉硬化。

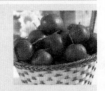

　　山楂也叫山里红、红果、胭脂果，为蔷薇科植物山里红或山楂的干燥成熟果实，质硬，果肉薄，酸甜适中，风味独特。山楂有很高的营养价值和医疗价值，老年人常吃山楂制品能增强食欲，改善睡眠，保持骨骼和血液中钙的恒定，预防动脉粥样硬化，因此山楂被视为"长寿食品"。

降脂功效

　　山楂含有大量的维生素C与微量元素，能够扩张血管，降低血压，降低血糖，能够改善和促进胆固醇排泄而降低血脂，预防高血脂的发生，山楂能够开胃促进消化，山楂所含有的脂肪酶也能够促进脂肪的消化。

其他功效

　　山楂所含有的黄酮类与维生素C、胡萝卜素等物质能够阻断并减少自由基的生成，可增强机体的免疫力，延缓衰老，防癌抗癌。

　　山楂能够活血化瘀，帮助消除瘀血状态，辅助治疗跌打损伤。山楂对子宫有收缩作用，在孕妇临产时有催生效果。

常食山楂能够扩张血管、降低血糖、降低血压，防治心血管疾病和老年性心脏病。

利用山楂果实治疗疾病，在中国已有悠久的历史。《唐本草》记：汁服用止水痢；《本草纲目》记：山楂化饮食，消肉滞等。凡脾胃虚弱，食物不消化，胸腹酸刺胀闷者，于膳后嚼两三枚绝佳。中医认为，山楂具有生津止渴、活血化瘀等功能。而且近代药物理化研究发现山楂的药用价值渗透到血液血脂领域更为明显。

● 营养师健康提示

山楂味酸，加热后会变得更酸，食用后应立即刷牙，否则不利于牙齿健康。牙齿怕酸的人可以吃山楂制品。孕妇忌食山楂以免诱发流产，脾胃虚弱者，血糖过低者以及儿童勿食山楂。

山楂不能空腹吃，山楂含有大量的有机酸、果酸、山楂酸、枸橼酸等，空腹食用，会使胃酸猛增，对胃黏膜造成不良刺激，使胃胀满、泛酸，若在空腹时食用会增强饥饿感并加重原有的胃痛。

生山楂中所含的鞣酸与胃酸结合容易形成胃石，很难消化掉。如果胃石长时间消化不掉就会引起胃溃疡、胃出血甚至胃穿孔。因此，应尽量少吃生的山楂，尤其是胃肠功能弱的人更应该谨慎。医生建议，最好将山楂煮熟后再吃。

选购

优质的山楂果形整齐端正，无畸形，果实个大且均匀，果皮新鲜红艳，有光泽，无皱缩，没有干疤虫眼或外伤，并具有清新的酸甜滋味。

适用量

每次 3 个左右即可。

总热量

95 千卡（每 100 克可食用部分）。

山楂营养成分（每 100 克可食用部分）

名称	含量	名称	含量
脂肪	0.6 克	钙	52 毫克
蛋白质	0.5 克	钾	299 毫克
碳水化合物	25.1 克	镁	19 毫克
膳食纤维	3.1 克	锌	0.28 毫克
胡萝卜素	100 微克	铜	0.11 毫克
维生素 A	17 微克 RE	磷	24 毫克
维生素 B$_1$	0.02 毫克	钠	5.4 毫克
维生素 B$_2$	0.02 毫克	铁	0.9 毫克
维生素 E	2.12 毫克	硒	1.22 微克
维生素 C	53 毫克	锰	0.24 毫克

可降脂的饮品类

牛奶

降低人体对胆固醇的吸收，营养丰富。

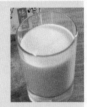

　　牛奶是大众化的饮品，每年 5 月的第三个星期二是"国际牛奶日"，牛奶营养丰富，容易消化吸收，物美价廉，食用方便，是最"接近完美的食品"，被誉为"白色血液"。牛奶中的蛋白质中含有 8 种人体必需的氨基酸，适宜于构成肌肉组织和促进健康发育，对正处在生长发育阶段的儿童、青少年及脑力劳动者极为重要。牛奶中所含有的脂肪溶点低、颗粒小，很容易被人体消化吸收，消化率达 97%。牛奶中的主要碳水化合物是乳糖，乳糖在人体内可调节胃酸，有促进肠蠕动和助消化腺分泌的作用。牛奶中所含的钙质，是人体钙的最好来源。因为牛奶中的钙在体内极易被吸收，远比其他各类食物中的钙吸收率高。牛奶中几乎含有一切已知的维生素，如维生素 A、维生素 C、维生素 D 及 B 族维生素。

降脂功效

　　牛奶中含有大量的钙，能够降解人体内的脂肪，帮助人体燃烧脂肪，促进机体产生更多能够降解脂肪的酶，防止脂肪在体内大量堆积，预防高血脂。牛奶中的脂肪称为乳脂，乳脂是高度乳化的脂肪，有利于消化，可以避免脂肪在体内沉积。

牛奶中含有羟基、甲基戊二酸，能够减少人体内胆固醇合成酶的活性，减少胆固醇的合成，降低血清中胆固醇的含量。

其他功效

牛奶性微寒、味甘、无毒，有补虚、益肺胃、生津润肠之功用。对虚弱劳损、反胃噎嗝、消渴、便秘有一定的食疗效果。牛奶中的脂肪称为乳脂，乳脂是高度乳化的脂肪，有利于消化。牛奶中最主要的成分是蛋白质，它含有人体必需的全部氨基酸。牛奶中的糖类大部分为乳糖，含有少量葡萄糖、半乳糖及其他糖类。乳糖对肠道中的乳酸菌生长有利，乳酸菌产生乳酸使肠道 pH 值下降，抑制腐败菌的生长，有利于钙和磷在小肠的吸收及肠道微生物合成 B 族维生素。牛奶可以阻止人体吸收食物中有毒的金属铅和镉，因而具有轻度的解毒功能。牛奶具有镇静安神作用，睡前喝一杯牛奶可促进睡眠。

营养师健康提示

（1）不可空腹喝牛奶：喝牛奶前最好吃点东西或边吃食物边饮用，以降低乳糖的浓度，利于营养成分的吸收。

（2）避免与茶水同饮：乳糖中含有丰富的钙离子，茶叶中含有丰富的鞣酸会阻碍钙离子的吸收。

选购

选购牛奶产品时，最好选择品牌知名度高且标志说明完整、详细的产品。

适用量

每日 300 ~ 500 毫升。

总热量

54 千卡（每 100 克可食用部分）。

豆浆营养成分（每 100 克可食用部分）

名称	含量	名称	含量
脂肪	1 克	烟酸	0.1 毫克
蛋白质	2.5 克	膳食纤维	0.1 克
碳水化合物	0.4 克	钙	19 毫克
维生素 A	15 微克	铁	0.4 毫克
维生素 B$_1$	0.03 毫克	磷	32 毫克
维生素 B$_2$	–	钾	110 毫克
维生素 B$_6$	0.06 毫克	钠	1.2 毫克
维生素 C	–	铜	0.07 毫克
维生素 D	0.8 微克	镁	9 毫克
叶酸	28 微克	锌	0.16 毫克
泛酸	0.28 毫克	硒	0.14 微克

可降脂的饮品类

葡萄酒

降低体内胆固醇，抗氧化，预防动脉硬化。

葡萄酒是用新鲜的葡萄或葡萄汁发酵酿成的酒精饮料。按颜色可以分为红葡萄酒和白葡萄酒。红葡萄酒是以带皮的红葡萄为原料酿制而成，白葡萄酒是以不含色素的葡萄汁为原料酿制而成；按是否含有二氧化碳，可分为静酒和汽酒两种，静酒不含有二氧化碳，汽酒含有二氧化碳；按糖分可以分为干葡萄酒、半干葡萄酒、半甜葡萄酒、甜葡萄酒；按照酿造方法可以分为天然葡萄酒和特种葡萄酒。在葡萄酒中测到六百多种营养成分。

红葡萄酒是选用皮红肉白或皮肉皆红的酿酒葡萄，采用皮汁混合发酵，然后进行分离陈酿而成的葡萄酒，红葡萄酒的色泽成自然宝石红色、紫红色、石榴红色等。

白葡萄酒是用白葡萄或浅红色果皮的酿酒葡萄，经过皮汁分离，取其果汁进行发酵而酿制成的葡萄酒。白葡萄酒呈现透明的颜色。

降脂功效

葡萄酒里面含有白藜芦醇，能够显著降低血清胆固醇含量。酿酒时使用的葡萄皮含有维生素 E 等丰富的抗氧化剂，能够降低血脂，减少动脉硬化发生的危险。

其他功效

葡萄皮中的白藜芦醇，其抗癌性能在人类常食的数百种食物中是最好的，这种成分可以防止细胞癌变，并能抑制癌细胞扩散。

红葡萄酒中含有的多酚，能够延缓衰老。红葡萄酒中丰富的单宁酸，可以防止蛀牙，以及预防辐射伤害。红葡萄酒中含有较多的抗氧化剂，能够消除对抗氧自由基，具有抗老防病的作用，经常饮用在一定程度上可以抗老防衰。

白葡萄酒对于预防肺部病症有良好的功效，白葡萄酒有更强的杀菌作用，其含有葡萄酸和酒石酸，有机酸浓度越高，酸性就越大，杀菌作用越强。

营养师健康提示

葡萄酒保存的最佳温度是 13 摄氏度，湿度是60% ~ 70% 最合适，还要注意避光，防止震动，更不要经常搬动，酒瓶排放时要横放或瓶口向上倾斜15 度，不宜倒置。

适用量

每次 50 ~ 100 毫升为宜。

总热量

74 千卡（每 100 克可食用部分）。

可降脂的调味类

生姜

降脂降压，防止血栓形成，预防白内障。

生姜又称为鲜姜、黄姜，其味辛辣，其色枯黄，其形圆钝如山。虽其貌不扬，但却有着极为丰富的营养价值和保健功效，孔子曾说，"虽三月不知肉味，而不舍生姜"。生姜是一种常用的调味

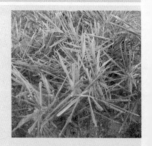

品，能够使菜肴美味可口，味道清香。吃饭不香或没有胃口时，吃上几片姜或是在菜里放上鲜姜，就能够改变食欲，增加饭量，有俗话说"饭不香，吃生姜"。

降脂功效

生姜的辣味成分主要有姜酮、姜酚、姜醇三种，它们具有挥发性，能够增强和加速血液循环，刺激胃液分泌，帮助消化，健胃的同时能够抑制肠胃对于脂肪的吸收，预防血脂过高。生姜中的油树脂，可抑制人体对于胆固醇的吸收，含有一种类似于水杨酸的有机化合物，其所具有的稀释剂和防凝剂对于降血脂、降血压、防止血栓形成很有效。

其他功效

生姜的有效成分可刺激胆汁分泌，从而加速脂肪消化。晕车、晕船时每隔 4 小时吃一点儿嫩生姜，能减轻呕吐和头晕，或者切一片生姜贴在肚脐上，外贴一张风湿止痛膏，有明显的缓解作用。生姜是传统的治疗恶心、呕吐的中药，有"呕吐圣药"之称。

生姜中的姜黄素能够明显降低血糖，预防糖尿病的并发症。生姜能够发热解表、温中止呕，着凉、感冒时喝姜汤，能够起到很好的治疗作用。

生姜中的主要活性成分姜黄素不仅能够降低血糖，而且能够预防糖尿病的并发症。少量的姜黄素能够预防糖尿病诱发的白内障的形成，促进糖尿病患者的创伤愈合。姜黄素还能够预防癌症的发生。

现代药理学研究发现，生姜还具有抗衰老、护心脏、预防胆结石等多种奇效。

营养师健康提示

姜最好不要去皮，因为去皮后不能发挥姜的整体功效。不要吃腐烂了的姜，腐烂的姜会对身体产生危害。

阴虚火旺导致的心烦失眠、手足心热、目赤咽干或患有痈肿疮疖、肺炎、肺结核、痔疮的人不宜过多或长期食用生姜；有内热者要忌食。

🖝 选购

选择新鲜、无损伤腐烂的生姜为佳。

🖝 适用量

每日 10 克左右。

🖝 总热量

41 千卡（每 100 克可食用部分）。

生姜营养成分 （每 100 克可食用部分）

名称	含量	名称	含量
脂肪	6 克	视黄醇当量	87 微克
蛋白质	1.3 克	钙	27 毫克
碳水化合物	7.6 克	铁	1.4 毫克
维生素 A	28 微克	磷	25 毫克
维生素 C	4 毫克	钾	295 毫克
维生素 E	－	钠	14.9 毫克
硫胺素	0.2 毫克	铜	14 毫克
核黄素	0.1 毫克	镁	44 毫克
胆固醇	－	锌	34 毫克
胡萝卜素	8 微克	锰	3.2 毫克
烟酸	8 毫克	硒	56 微克
膳食纤维	2.7 克		

第六章

64道为高血脂患者特制的美味佳肴

进行高血脂食疗并不意味着什么都不能够吃，或者吃难以下咽的饭菜。相反的，不管是凉菜、热菜、主食还是汤粥等，只要选对食材，学会烹调方法，一样可以制作出美味可口的饭菜。

降脂凉拌菜

　　凉拌菜由于其清爽可口的特征深得人们的喜爱，可以根据个人口味选材，或荤或素，也可荤素搭配。凉拌菜成分多是蔬菜、菌类，符合高血脂患者要求油脂少、天然养分多的健康理念，从而做到健康饮食、快乐饮食。

凉拌木耳

【原材料】
木耳 30 克，香葱 20 克，红椒 1 个。

【调味料】
盐 5 克，味精 3 克，香油 10 毫升，芥末 10 克。

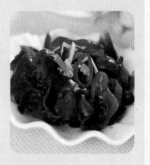

做 法

① 将木耳泡发洗净，红椒切圈，葱切段。

② 木耳用开水煮熟，捞出凉凉。

③ 将木耳与所有的调味料一起拌匀即可。

特别提示

木耳泥沙多，一定要先泡发，洗净。

豆腐丝拌黄瓜

【原材料】
豆腐丝 250 克，黄瓜 250 克。

【调味料】
盐 5 克，醋少许，味精 2 克，姜 10 克，蒜 15 克。

做法

1. 豆腐丝切大段，入开水中焯一下，捞出沥水后装入盘中，姜洗净切粒，蒜去皮洗净切粒。

2. 黄瓜洗净，用凉开水冲后切成丝，放入碗中，加少许盐搅拌均匀，10 分钟后沥去水，放在盘中。

3. 撒上姜粒、蒜粒，加入醋、味精拌匀即可。

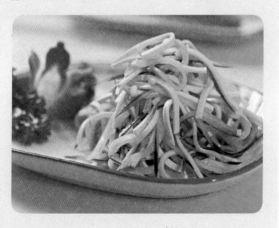

海蜇拌土豆丝

【原材料】
海蜇 100 克，土豆 200 克。

【调味料】
盐 5 克，醋 4 克，味精 3 克，酱油 5 克，辣椒油 3 克，姜 10 克，葱 10 克。

做 法

① 海蜇洗净切细丝，土豆去皮洗净切丝，姜洗净切丝，葱洗净切细丝。

② 海蜇、土豆入沸水中烫至熟，捞出。

③ 土豆、海蜇与所有调味料一起拌匀即可。

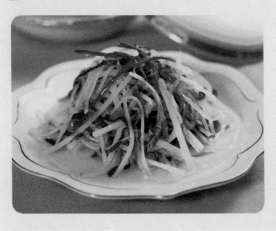

凉拌芦笋

【原材料】
芦笋300克，蒜、红椒各10克。

【调味料】
盐3克，鸡精2克，麻油5克。

做法

①芦笋洗净切小段；红椒去蒂、切小菱形片，蒜去皮洗净剁蓉。

②锅上火，注入适量清水，加少许油、盐、糖，待水沸，下芦笋焯熟，捞出放入冰水中浸约2分钟后，捞出沥干水分，盛入碗中。

③调入蒜蓉、盐、鸡精、麻油拌匀，装盘即可。

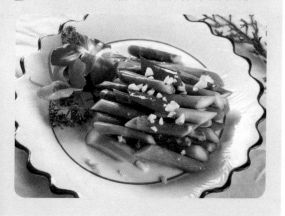

姜末豆角

【原材料】
豆角 300 克，姜一块。
【调味料】
盐、酱油、生抽各 2 克，红油 5 克，蒜 2 瓣，葱 1
根，芝麻 3 克。

做 法

❶ 豆角去头尾，洗净后，切长段，姜蒜去皮，洗净
切末，葱洗净切花。

❷ 锅内放入水，加入少许盐，烧沸，将切好的豆角
放入沸水中，焯烫至七分熟时，捞出，沥干水分，
放凉后，装入盘中。

❸ 锅内放油烧热，放入蒜、姜末炒香，盛出，调入
盐、红油、生抽、酱油拌匀，浇在豆角上，再撒上
葱花、芝麻即可。

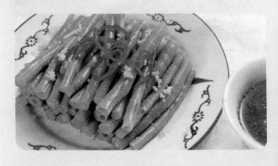

金针笋干

【原材料】
笋干 250 克，金针 100 克。

【调味料】
盐 3 克，味精 2 克，香油少许。

做法

1. 将笋干用清水浸胀，入沸水中焯熟捞出，撕成细条切段。
2. 金针先洗净焯水，切细待用。
3. 在笋干、金针中加入盐、味精、香油拌匀，装盘即可。

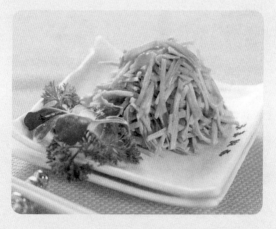

韭菜绿豆芽

【原材料】
韭菜 100 克、绿豆芽 200 克。

【调味料】
葱、生姜、花生油、精盐、味精、香油各适量。

做法

❶ 将豆芽冲洗干净，控干水；韭菜择洗干净，切成段；葱、生姜洗净，切成丝备用。

❷ 锅置火上，倒入花生油，烧热后下入葱丝、姜丝爆香，再放入绿豆芽，煸炒几下。

❸ 下入韭菜段翻炒均匀，加入精盐、味精、香油调味即成。

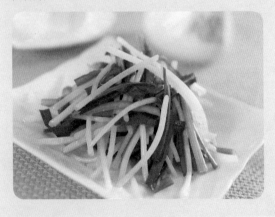

菠菜拌蛋皮

【原材料】
鲜菠菜750克，鸡蛋3个。

【调味料】
精盐、味精、湿淀粉、葱丝、姜丝、花椒、香油各适量。

做法

① 菠菜择去老根，劈开，洗净，控干；鸡蛋加盐、湿淀粉搅匀，放入油锅中摊成蛋皮，切丝。

② 锅内注入清水，烧沸，放入菠菜焯熟，捞出放冷水中过凉，挤干水分，加精盐、味精、葱丝、蛋皮丝、姜丝拌匀。

③ 锅洗净，放入少许香油，用小火烧至五六成熟时，加入花椒，炒出香味，捞出花椒，将花椒油淋在菠菜上即可。

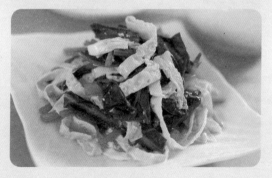

小葱拌豆腐

【原材料】

豆腐 200 克,葱 20 克。

【调味料】

盐 5 克,味精 3 克,香油 10 克,姜 10 克。

做 法

1 将豆腐洗净,切成小丁,姜洗净切丝,葱择洗净,切成粒备用。

2 将豆腐丁与葱粒装入盘中,盐、味精、香油、姜丝放入小碟中调匀成味汁。

3 将调好的味汁淋入盘中,拌匀即可食用。

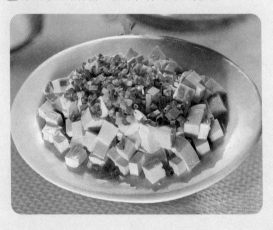

糖醋藕片

【原材料】
莲藕2节，白醋20克，白芝麻8克。
【调味料】
果糖6克，盐适量。

做法

❶将莲藕削皮洗净，切成薄片，浸入淡盐水中。
❷另一锅水烧开，放入藕片焯烫，并滴进几滴醋同煮，烫熟后捞起，用冷水冲凉，沥干。
❸将藕片加醋、果糖拌匀，撒上芝麻即可。

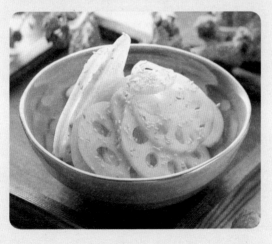

花菜拌番茄

【原材料】
花菜 300 克，番茄 2 个，香菜 50 克，蘑菇少许。

【调味料】
白糖 3 克，盐适量，味精少许，香油 5 克。

做 法

1. 将花菜放在淡盐水中浸泡 20 分钟，去蒂洗净，切成小朵，放在沸水中烫熟，捞出凉凉。

2. 将番茄洗净，放热水里烫一下，去皮，剖开，去子，切成碎块；将香菜去根，洗净，切成小段；蘑菇洗净，大的对开切，烫熟待用。

3. 将处理好的所有材料放入盘内，撒上盐、白糖、味精，淋上香油，拌匀即可。

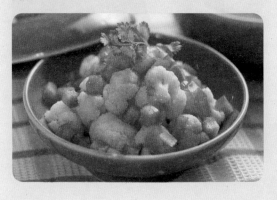

蒜汁西芹

【原材料】
西芹250克，胡萝卜50克，蒜50克。

【调味料】
盐5克，味精2克。

做法

❶ 先将西芹洗净用斜刀法切段，胡萝卜洗净切成粒，蒜洗净炸成汁备用。

❷ 锅中下入水烧沸，将西芹入锅中焯水后捞起，沥干水分。

❸ 将西芹倒入盘中，并调入盐、味精拌匀，撒上少许胡萝卜粒，淋入蒜汁即可。

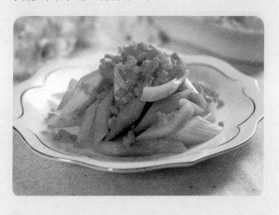

香菜萝卜

【原材料】
香菜 50 克，白萝卜 200 克。
【调味料】
盐 5 克，味精 3 克。

做法

1. 将香菜洗净，切成 3 厘米长的段，萝卜洗净，去皮切成块。
2. 锅内热油，下萝卜块炒透，加盐，用文火烧至熟烂，加味精，起锅装盘。
3. 下香菜于锅中略烧，盛在萝卜上，整形即可。

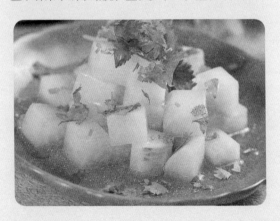

芹香干丝

【原材料】
白豆腐干丝25克，芹菜15克，胡萝卜5克。

【调味料】
盐、胡椒粉各适量，香油4克。

做 法

1. 芹菜洗净，切段，烫熟，胡萝卜洗净切丝，烫熟，白干丝烫熟。

2. 将白干丝、芹菜、胡萝卜放入碗中，再放入香油、盐、胡椒粉拌匀即可。

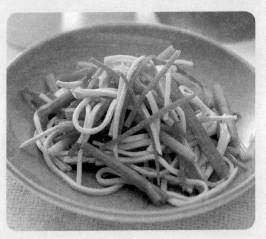

降脂热菜

热菜是人们经常进食的菜肴，热菜的种类、做法多种多样，味道、颜色丰富可口，平常饮食中不妨做一些适宜高血脂患者的降脂热菜，在品尝美味的同时将脂肪、胆固醇降低。

黄花菜炒牛肉

【原材料】
瘦牛肉250克，黄花菜150克，红甜椒35克，黄甜椒35克。

【调味料】
蚝油10克，太白粉5克，砂糖3克，白胡椒粉2克。

做法

❶牛肉切条，以调味料腌渍30分钟入味，辣椒去子后切成长条备用，洗净，切成3厘米的长段，下沸水中焯烫熟，迅速捞出用冷水投凉，沥净水分。

❷起油锅，放入牛肉炒2分钟，取出备用。

❸将黄花菜、黄甜椒、红甜椒放入原油锅拌炒熟，再放入牛肉炒熟即可。

栗子蘑菇烧鸡

【原材料】
栗子 10 颗，红枣 10 粒，去骨鸡腿肉 250 克，蘑菇 100 克，蒜末 2 克，色拉油 15 毫升，麻油 3 毫升。
【调味料】
酱油 6 克，细砂糖 3 克，太白粉 4 克，清水 500 毫升，罗勒（又称九层塔、金不换）2 克。

做 法

❶ 栗子泡水软化，利用牙刷剔除表面的薄膜，蘑菇切半备用。

❷ 锅内倒入色拉油和黑麻油烧热，加入蒜末爆香，放入鸡腿肉拌炒至白色（约七分熟），加入罗勒、栗子、红枣和蘑菇，倒入清水以小火煮 5 分钟。

❸ 加入细砂糖、酱油，用太白粉、清水勾芡后拌炒至收汁即可。

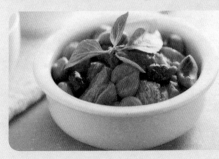

油焖冬瓜

【原材料】

冬瓜 300 克，青辣椒 20 克，红辣椒 20 克。

【调味料】

盐 5 克，酱油 3 克，味精 2 克。

做 法

①冬瓜去皮去子，洗净切成三角形厚块，面上划十字花刀，辣椒洗净切块。

②将切好的冬瓜入沸水中稍烫，捞出，沥干水分。

③起锅上油，下冬瓜、辣椒块焖 10 分钟，加上所有调味料，调匀即可。

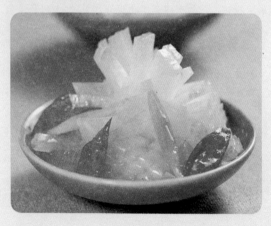

番茄焖牛肉

【原材料】
番茄300克，牛肉500克。

【调味料】
料酒、盐、味精各适量。

做 法

1. 将番茄、牛肉洗净，番茄切块，牛肉切薄片。
2. 将牛肉放入锅内，加入清水，以旺火烧开，撇去浮沫，烹入料酒焖煮。
3. 待牛肉将熟时，放入番茄，熟后加入盐、味精，略烧片刻即可。

特别提示

牛肉切成薄片才可以入味。

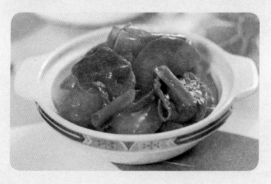

鱼香牛肉茄子

【原材料】
瘦牛肉 250 克，茄子 200 克，荸荠 50 克，黑木耳 60 克。

【调味料】
番薯粉、酱油、白胡椒粉、香油、豆瓣酱、姜末、蒜末、辣椒末、淀粉各适量。

做法

❶ 牛肉洗净切丝，加入番薯粉、酱油、白胡椒粉、香油腌渍 10 分钟。茄子洗净切斜片，荸荠去皮洗净，切小丁，黑木耳洗净切小丁。

❷ 起油锅，放入牛肉炒 2 分钟，盛起备用。

❸ 原炒锅内放入豆瓣酱、姜末、蒜末、辣椒末炒匀，再加入茄子、荸荠和黑木耳拌炒均匀，放入牛肉炒熟，起锅前勾芡即可。

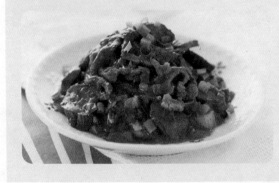

山药炒猪腰

【原材料】
猪腰250克，山药100克，红辣椒1个，姜20克，蒜1克。

【调味料】
盐5克，味精2克。

做法

❶将猪腰片开，剔去白色筋膜后，切成麦穗花刀，山药去皮、切块，红椒切块，姜切片，蒜剁成蓉。

❷锅中加水烧开，下入猪腰片和山药焯水后，捞出。

❸爆香姜、蒜、红椒，下入腰花、山药、调味料，炒熟入味即可。

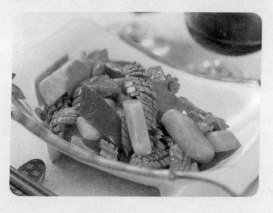

香酥玉米粒

【原材料】
玉米粒 300 克，青、红椒各 50 克。
【调味料】
椒盐少许。

做 法

1. 玉米粒洗净，青、红椒洗净后切粒。
2. 玉米入油锅中炸至金黄。
3. 锅中下油烧热，炒香青红椒，下入玉米、椒盐，炒匀即可。

特别提示

玉米入油锅炸时，油温要烧至七成热。

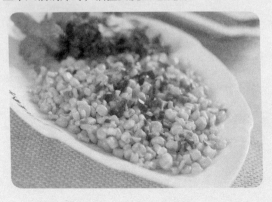

茄子炖土豆

【原材料】
茄子 150 克，土豆 200 克，青辣椒 20 克，红辣椒 20 克。

【调味料】
葱 5 克，盐 3 克，鸡精 3 克。

做法

①土豆去皮洗净切块，茄子洗净切滚刀块，青红辣椒洗净切丁，葱洗净切花。

②净锅上火，倒入油，油热后放葱花炒出香味，放入土豆、茄子翻炒，加盐，放高汤用大火煮 30 分钟。

③将土豆、茄子煮软后用勺压成泥，加入鸡精，出锅撒入青红椒丁。

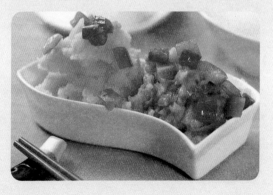

西蓝花冬笋

【原材料】
西蓝花 250 克，冬笋 200 克。

【调味料】
盐 3 克，味精 2 克。

做法

1. 西蓝花洗净后，掰成小朵，冬笋洗净切成块。
2. 锅中加水烧开，下入冬笋块焯去异味后，捞出。
3. 锅置火上，油烧热，下入冬笋、西蓝花、调味料，炒至入味即可。

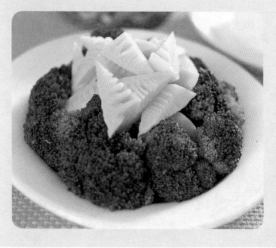

蛋黄酿苦瓜

【原材料】

苦瓜2条，鸭蛋8个。

【调味料】

盐3克，味精3克，淀粉少许，香油10克。

做法

❶将苦瓜洗净去瓤，切段，入沸水中焯烫熟后，捞出沥干水分。

❷将鸭蛋入锅煮熟，去蛋白留蛋黄，捏成粉状，塞入苦瓜段中。

❸调入盐、味精，入锅蒸约5分钟，用淀粉勾芡，淋入香油即可。

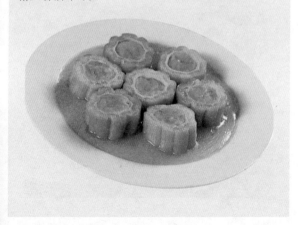

苹果鸡丁

【原材料】

鸡胸肉 150 克，洋葱 30 克，苹果 80 克，青椒 20 克。

【调味料】

盐少许。

做 法

❶鸡胸肉洗净剁丁，过油，洋葱、青椒洗净，切成与鸡脯肉大小相当的丁备用。

❷苹果洗净带皮切丁，泡盐水，备用。

❸起油锅，将洋葱、青椒爆香后，加入鸡胸肉和盐拌炒，起锅前放入苹果拌均匀，即可食用。

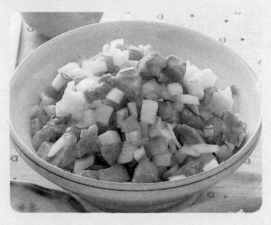

虾米苦瓜

【原材料】
苦瓜500克，葱白1根，肋条肉300克，小虾米25克。

【调味料】
大蒜、料酒、食用油、酱油、盐、香油各适量。

做法

❶ 把肋条肉切成小块，用料酒及酱油腌渍入味。

❷ 虾米用清水洗净、泡软，苦瓜洗净去蒂，剖开去掉瓢子，切成长方块，大蒜、葱白切成末。

❸ 锅中加食用油烧热，放入葱、蒜末爆香，放入肉块炒变色，加适量水、酱油、盐、小虾米，烧开去浮沫，改用小火焖炖30分钟，再放入苦瓜焖炖至瓜熟汤稠时，淋香油即可出锅。

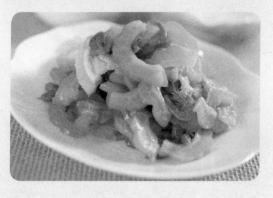

黄瓜炒鸡蛋

【原材料】
黄瓜 200 克，鸡蛋 3 个。

【调味料】
盐 5 克，味精 3 克，葱花 5 克。

做法

1. 将黄瓜洗净，切成片，鸡蛋打入碗中，搅打均匀。
2. 锅中放油，下入鸡蛋炒成大块蛋泡，装入碗中。
3. 锅中留油，下入黄瓜、鸡蛋、葱花，加盐和味精炒匀即可。

特别提示

鸡蛋入油锅后，要使鸡蛋起泡才能翻炒，以免炒出来的鸡蛋太碎。

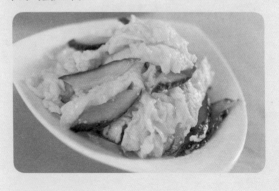

干贝蒸萝卜

【原材料】
萝卜 100 克，干贝 30 克。

【调味料】
盐 4 克。

做法

❶ 干贝泡软，备用。

❷ 萝卜削皮洗净，切成圈段，中间挖一小洞，将干贝一一塞入，装于盘中，将盐均匀地撒在上面。

❸ 将盘移入锅中，蒸至熟，续焖一会即可。

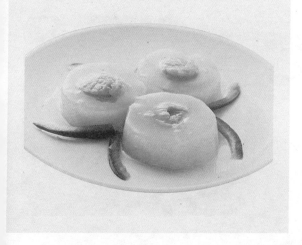

蛋炒竹笋丁

【原材料】
春笋 150 克，鸡蛋 4 个。

【调味料】
麻油 5 克，盐 4 克，味精 1 克，葱 50 克。

做法

❶ 春笋洗净切丁，葱洗净切段，鸡蛋先磕入碗内打散。

❷ 砂锅置火上，放油烧热，投入笋丁炒数下，出锅凉凉，然后与葱段一起放入蛋液中搅匀。

❸ 之后倒入锅内搅炒，待蛋液裹满笋丁，加入盐、味精和麻油翻炒均匀，盛入盘中即可。

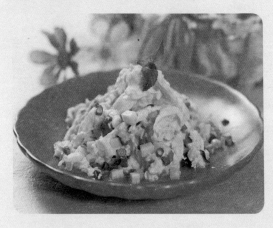

什锦水果杏仁豆腐

【原材料】

柳橙 40 克, 西瓜 60 克, 苹果 50 克, 杏仁粉 24 克。

【调味料】

脱脂鲜奶 120 克, 洋菜粉 8 克。

做法

① 锅中加水烧沸, 加入杏仁粉搅拌均匀, 待再沸时加入洋菜粉, 边煮边搅拌, 待成黏糊状即可熄火。倒入方形模具至凝固 (形似豆腐), 备用。

② 杏仁豆腐凝固后倒出, 切小块, 备用。柳橙洗净, 去皮, 切小丁, 西瓜洗净, 去皮, 切小丁, 苹果洗净, 去皮, 切小丁。

③ 将杏仁块、柳橙丁、西瓜丁、苹果丁放入碗中, 加入鲜奶搅拌均匀即可食用。

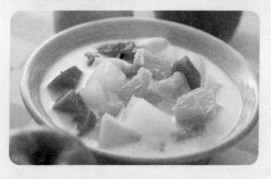

琥珀核桃仁烧冬瓜

【原材料】
冬瓜 200 克，核桃仁 100 克。

【调味料】
白糖、冰糖、熟猪油、糖色各适量。

做法

1 将冬瓜洗净，削皮去瓤，切成4厘米长、1厘米厚的菱形片，核桃仁切片备用。

2 锅置火上，倒入熟猪油烧至三成热，放入清水、白糖、冰糖、糖色烧沸，再放入冬瓜片，用旺火烧约 10 分钟，用小火慢慢收稠糖汁。

3 待冬瓜缩小，呈琥珀色时，撒入核桃仁片，装入盘内即可。

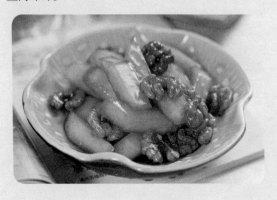

素炒香菇菜花

【原材料】
菜花200克，香菇15克，胡萝卜10克。

【调味料】
精盐、味精、植物油、白糖各适量。

做法

❶将香菇用开水泡至发软，去蒂洗净，切成4瓣。菜花用刀切成小块，洗净，用开水焯一下，捞出控水。胡萝卜洗净，切成小丁。

❷锅置火上，加少许植物油，待油烧热后，放入胡萝卜丁煸炒一会，再加入菜花、香菇、适量水、精盐、白糖混合翻炒，烧至汤浓后，加入味精出锅。

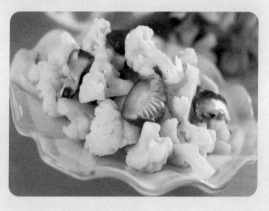

芹菜炒香菇

【原材料】
芹菜 400 克，香菇（水发）50 克。

【调味料】
醋、干淀粉、酱油、味精、菜油各适量。

做法

① 芹菜择去叶、根，洗净，剖开切成约 2 厘米的长节，用盐拌匀约 10 分钟，再用清水漂洗，沥干待用。香菇切片，醋、味精、淀粉混合后装入碗内，加水约 50 毫升兑成汁待用。

② 炒锅置武火上烧热后，倒入菜油 30 毫升，待油炼至无泡沫冒青烟时，即可下入芹菜，爆炒 3 分钟，投入香菇片迅速炒匀，再加入酱油约炒 1 分钟后，淋入芡汁速炒起锅即可。

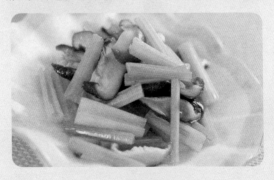

扁豆鸡片

【原材料】
扁豆 100 克，鸡肉 100 克，大蒜 10 克，土豆 80 克。
【调味料】
酱油、五香粉、盐、糖、植物油各适量。

做法

❶将土豆洗净，切片，扁豆切成小段备用，鸡肉切成片，用酱油、五香粉、盐和糖腌渍好备用。

❷锅中油烧热后加入腌好的鸡肉，炒至断生后盛出。

❸倒入一点植物油，依次下入扁豆、大蒜和土豆片翻炒，再加水焖一会，待水快干时加入鸡肉，翻炒一会即可。

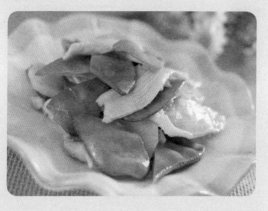

花酿豆腐

【原材料】
日本豆腐2条、鱼胶200克、青红辣椒共50克。
【调味料】
盐5克、味精3克、胡椒3克。

做法

1️⃣ 将日本豆腐搅碎，与鱼胶、盐和在一起。

2️⃣ 青红辣椒切成粒，将鱼胶挤成丸子，在锅中烫熟。

3️⃣ 将青红椒粒炒香，加水勾芡，浇在鱼丸上即可。

特别提示

鱼胶要加盐才能起胶。

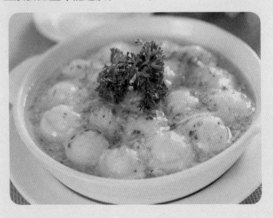

鲜竹笋炒木耳

【原材料】
竹笋 200 克，木耳 150 克。

【调味料】
盐 5 克，味精 3 克，葱节少许。

做 法

1. 竹笋切滚刀块，木耳切粗丝。
2. 竹笋入沸水中焯水后，取出控干水分。
3. 锅中放油，爆香葱节，下入竹笋、木耳、调味料，炒至入味即可。

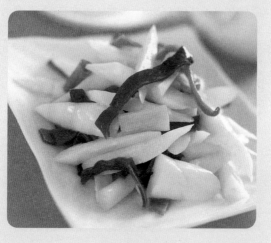

彩色土豆丝

【原材料】

土豆250克，水发香菇25克，青椒20克，胡萝卜100克。

【调味料】

盐4克，料酒3克，白糖2克，水淀粉、鲜汤各适量。

做法

1. 将水发香菇、青椒、胡萝卜均洗净，切丝。
2. 将土豆削皮切成丝，洗净捞起沥水，放入油锅中炒至断生，捞起沥油。
3. 原锅留油，倒入青椒、香菇、胡萝卜，加入料酒煸炒几下，再加入盐、白糖和土豆丝，拌炒后加入鲜汤少许，待沸，勾芡即可。

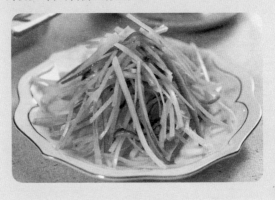

降脂主食

　　高血脂患者要降低脂肪，降低胆固醇，并不意味着不能够吃饭菜。主食是最基本的，可以提供人体所需的能量，主食一般以面食、五谷杂粮为主，面食比较养胃，而五谷杂粮则促进消化，补充人体所需粗纤维，所以高血脂患者可以常吃主食。

菠菜柴鱼卷

【原材料】
菠菜6株，柴鱼卷6片，
春卷皮6张。

【调味料】
番茄酱、盐各适量。

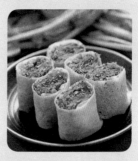

做 法

❶将菠菜洗净，入沸水中烫熟，捞起，沥干水分，待凉。

❷春卷皮排平，铺上柴鱼卷，上置菠菜，淋上少许番茄酱，卷紧即成。

凉粉卷

【原材料】
凉粉皮60克，鸡蛋40克，四季豆50克，五香豆干22克。
【调味料】
酱油膏适量。

做法

1. 将凉粉皮蒸熟，放凉备用，鸡蛋打散，备用。
2. 将油放入锅中，开中火，待油热后将打散的蛋液放入，煎成薄的蛋皮，备用。
3. 将四季豆洗净、去蒂、用沸水烫熟，备用，五香豆干卤过后，切细条状。
4. 将凉粉皮铺于最下层，其上放蛋皮，再将四季豆、五香豆干片铺在凉粉皮与蛋皮上，卷起包住，切成柱状，食用时蘸酱油膏即可。

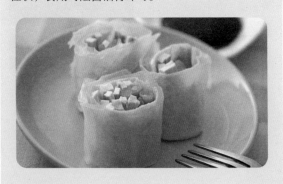

胚芽南瓜饭

【原材料】

胚芽米 60 克，南瓜 50 克。

做 法

❶ 将胚芽米洗净，泡水，南瓜洗净，去皮，切小丁待用。

❷ 胚芽米放入电锅煮熟，南瓜放入蒸锅蒸熟，将胚芽米、南瓜混合拌匀即可食用。也可以将胚芽米与南瓜一起煮熟，但是南瓜容易煮烂。

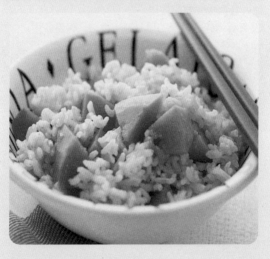

五谷米泡饭

【原材料】
五谷米 100 克，竹笋、香菇各 30 克，素火腿、豆干、毛豆各 40 克。
【调味料】
煎茶 50 克，盐、纪州梅各适量。

做 法

① 五谷米洗净沥干，煮熟，其他原材料洗净切丁。

② 锅内加油烧热，放入所有丁状原材料翻炒至熟，加入盐调味，起锅备用。

③ 五谷米拌入炒熟的原材料，搅匀，保温备用。

④ 煎茶放入杯中，冲入热水，滤取茶汁。

⑤ 五谷米饭舀入饭碗内，每碗冲入约 100 毫升茶汁，搭配纪州梅食用即可。

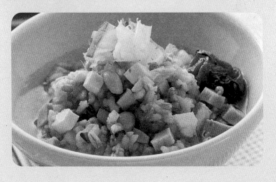

柏仁玉米饭

【原材料】

胚芽米、玉米粒各30克，柏子仁16克，香菇、毛豆各20克，胡萝卜适量，土豆50克，肉丁150克。

【调味料】

胡椒粉少许，酱油适量。

做法

❶ 柏子仁压碎包入布包，加少许水煎煮，将胚芽米加水煮成饭，毛豆入开水中烫一下，香菇洗净。

❷ 先用油爆香菇、肉丁，捞出。

❸ 将胡萝卜和土豆去皮洗净，切好，玉米粒、胡萝卜、土豆加少许水煮至水干，即将香菇、肉丁、毛豆等加入拌炒，并加入胡椒粉、酱油、柏子仁水，再把冷饭倒入拌炒即可。

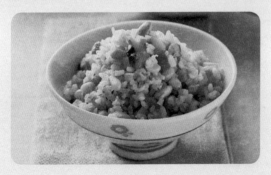

扬州炒饭

【原材料】

米饭500克，鸡蛋2个，青豆50克，新鲜玉米粒40克，鲜虾仁40克，三明治火腿粒40克。

【调味料】

盐2克，葱花10克，味精2克，白糖1克，生抽2毫升，麻油3毫升，花生油40毫升。

做法

① 将鸡蛋打散，均匀地拌入米饭当中；将青豆、鲜玉米粒、鲜虾仁、三明治火腿粒用水焯熟捞起。

② 烧锅下油，放入拌有鸡蛋的米饭，在锅中翻炒约1分钟，然后加入焯熟的青豆、玉米粒、虾仁、三明治火腿粒，在锅中翻炒。

③ 把所有的调味料加入炒香的饭中，炒均匀，最后加入葱花，稍翻炒即可。

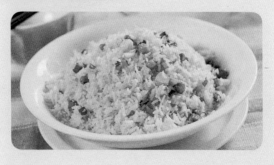

西湖炒饭

【原材料】

米饭 1 碗，虾仁 50 克，笋丁 20 克，甜豆 20 克，火腿 5 片，鸡蛋 2 个。

【调味料】

葱花少许，油 20 毫升，盐 5 克，味精 2 克。

做法

1️⃣ 甜豆、虾仁均洗净；鸡蛋打散。

2️⃣ 炒锅下油烧热，下鸡蛋和以上备好的材料炒透。

3️⃣ 再加米饭炒熟，下调味料翻匀，撒入葱花即可。

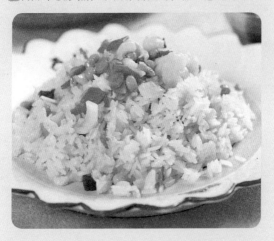

蔬菜面

【原材料】

蔬菜面80克，胡萝卜40克，猪后腿肉35克，蛋1个。

【调味料】

高汤适量，盐少许。

做法

1. 将猪后腿肉洗净，加盐稍腌，再入开水中烫熟，切片备用。
2. 胡萝卜洗净削皮切丝，与蔬菜面一起放入高汤中。
3. 再将鸡蛋打入，调入盐后放入切片后腿肉即可。

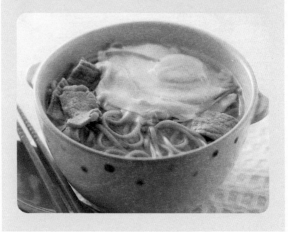

什锦拌面

【原材料】
墨鱼130克，剑虾8支，木耳2朵，旗鱼70克，鲍菇1朵，甜豆8片，香菇4朵，油面600克。

【调味料】
姜5片，葱2根，醋5克，酱油3克。

做法

❶墨鱼洗净在两侧划交叉斜线，切片状，剑虾剥壳去沙肠，洗净备用，将剩余材料洗净，木耳及菇类切片，葱切段备用，油面过水焯烫，捞起备用。

❷锅内加水煮开，加入葱段、姜片、木耳及菇类煮滚，再依序加入旗鱼、墨鱼、剑虾煮，加入甜豆、油面，煮滚后，加入醋、酱油拌匀即可。

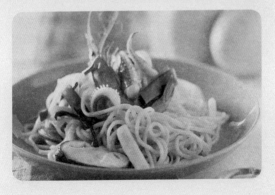

乌龙面

【原材料】
乌龙面 50 克，豆皮 100 克，海带芽少许。

【调味料】
鲜鱼高汤 150 克。

做 法

❶豆皮洗净切细丁。海带芽洗净，乌龙面剪成小段备用。

❷鲜鱼高汤煮滚，将乌龙面放入煮熟，再加入豆皮、海带芽一起煮熟即可。

特别提示

豆皮要选用非油炸过的，另外也可用切细的豆干丝代替。

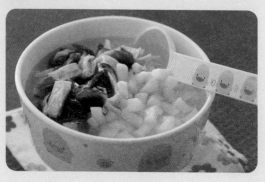

番茄疙瘩面

【原材料】
面粉 100 克，菠菜 50 克，番茄 60 克。

【调味料】
白醋、醋、盐各适量。

做法

①将菠菜洗净切成碎末状，沥干水分备用。

②将面粉和水揉成面团，加入菠菜末，继续揉成面团至光滑状。

③将面团摔打约 5 分钟，捏取成小面团，再捏扁成小疙瘩备用。

④番茄洗净切丁，倒入白醋、糖和盐搅拌。

⑤锅内加水至七分满煮滚，放入面疙瘩煮熟透，加入番茄即可。

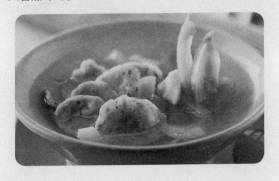

降脂汤粥

众所周知，精华一般都在汤里，而我国南方煲汤技术很好，在吃饭时候来一碗靓汤，所有的营养都具备了，而且汤味道鲜美，花样繁多，很受人们喜爱。粥一般都比较清淡，对于要降低脂肪与胆固醇的高血脂患者而言，再好不过。

牡蛎海带豆腐汤

【原材料】
牡蛎300克，豆腐100克，胡萝卜15克，海带芽适量。

【调味料】
嫩姜丝、番薯粉、米酒、香油、盐、白胡椒粉各适量。

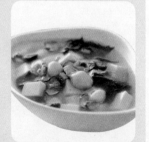

做法

1 牡蛎洗净拌入番薯粉，豆腐洗净切丁，海带芽洗净，胡萝卜洗净切细丁备用。

2 清水倒入锅中，加入姜丝、豆腐、海带芽和胡萝卜煮熟，再加入牡蛎续煮至沸腾，加入香油、盐、米酒和白胡椒粉煮沸即可。

莲藕菱角排骨汤

【原材料】
莲藕、菱角各300克，胡萝卜80克，排骨500克。
【调味料】
盐6克，白醋10克。

做法

1 排骨拆件，入沸水中烫熟，捞出再洗净。

2 莲藕削去皮、洗净、切块，胡萝卜洗净、切块。

3 菱角入开水中烫熟，捞起，剥净外面皮膜。

4 将排骨、莲藕、胡萝卜、菱角放入锅内，加水盖过原材料，加入醋，以大火煮开，转小火炖40分钟，加盐调味即可。

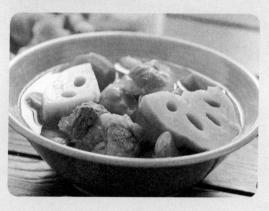

黑豆牛蒡炖鸡汤

【原材料】
黑豆、牛蒡各 300 克，鸡腿 400 克。
【调味料】
盐 6 克。

做法

1. 黑豆淘净，以清水浸泡 30 分钟。
2. 牛蒡削皮、洗净、切块，鸡腿剁块，焯烫后捞出。
3. 黑豆、牛蒡先下锅，加 6 碗水煮沸，转小火炖 15 分钟，再下鸡块续炖 20 分钟。
4. 待肉熟烂，加盐调味即成。

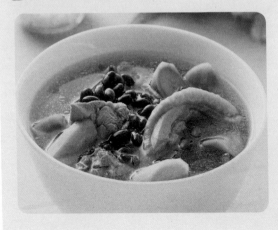

冬瓜鲤鱼汤

【原材料】
茯苓 25 克，红枣 30 克，枸杞 15 克，鲤鱼 450 克，
冬瓜 200 克。
【调味料】
盐、姜片各适量。

做法

① 将茯苓、红枣、枸杞洗净，茯苓压碎用棉布袋包
起，一起放入锅中备用。
② 鲤鱼治净，取鱼肉切片，鱼骨切小块，用棉布袋
包起备用。
③ 冬瓜去皮洗净，切块状，和姜片、鱼骨包一起放入
锅中，加入适量水，用小火煮至冬瓜熟透，放入鱼片，
转大火煮滚，加盐调味，再挑除药材包和鱼骨即可。

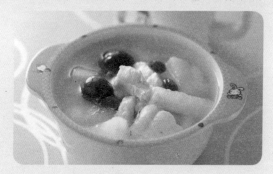

山药绿豆汤

【原材料】
新鲜紫山药 150 克，绿豆 100 克，冷水 1000 毫升。
【调味料】
砂糖 40 克。

做法

1 绿豆泡水至膨胀，沥干水分后放入锅中，加入清水，以大火煮沸。再转小火至绿豆完全软烂，加入砂糖搅拌至完全融化后熄火。

2 山药去皮切小丁，另外准备一锅滚水，放入山药丁煮熟后捞起，与绿豆汤即可食用。

特别提示

煮绿豆汤时，水滚后，可以加点冷水，反复几次，可以使绿豆早点开花。

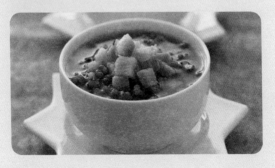

荠菜魔芋汤

【原材料】
荠菜 300 克，魔芋 200 克。
【调味料】
姜丝、盐各适量。

做 法

1️⃣ 荠菜去叶，择洗干净，切成大片。魔芋洗净，切片。
2️⃣ 锅中加入适量清水，加入荠菜、魔芋及姜丝，用大火煮沸，转中火煮至荠菜熟软，加盐调味即可。

特别提示

魔芋入锅要焯水多次，以免涩口。

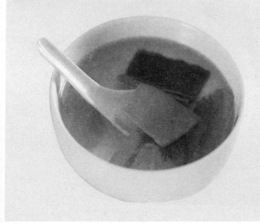

火腿洋葱汤

【原材料】
洋葱 50 克，火腿 15 克，青豆 15 克，鸡蛋 1 个。

【调味料】
盐、味精、胡椒粉各 2 克，香油少许。

做法

1 将洋葱洗净、切丁，火腿切丁，青豆洗净备用。

2 将鸡蛋磕入碗中，加少量盐搅成蛋液备用。

3 锅内放油烧热，放入洋葱丁、青豆略炒，加水煮沸。

4 加入火腿、胡椒粉、味精，倒入蛋液，搅散成蛋花，淋入香油即可。

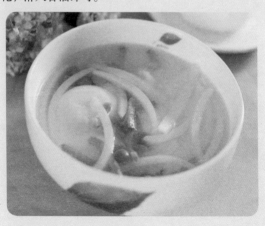

冬瓜排骨汤

【原材料】
排骨 500 克，冬瓜 500 克。

【调味料】
盐适量，姜 5 克。

做 法

❶冬瓜去皮去子（也可以不去子，冬瓜子有补肝明目的功效）切块状，姜切片。

❷排骨洗净斩件，再以滚水煮过，去浮沫，洗净备用。

❸排骨、冬瓜、姜同时下锅，加清水煮 30 ~ 45 分钟，可加调料，再焖数分钟即可。

特别提示

排骨煲久一点再放入冬瓜，否则冬瓜易碎。

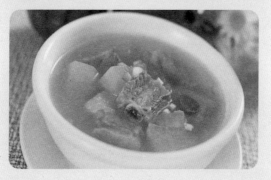

猪骨海带汤

【原材料】
猪排骨 600 克，海带 150 克。

【调味料】
葱、生姜、大蒜、精盐、味精、香油、白糖适量。

做法

1️⃣ 将猪排骨洗净，斩成块，放入沸水中焯一下，捞出沥净血水。

2️⃣ 海带入水中泡开，洗净，切成块，葱、姜、大蒜均洗净，葱切成段，生姜、大蒜切成片。

3️⃣ 净锅置火上，放入适量清水，将排骨块煮开，加入海带块、葱段、生姜片，旺火烧沸，撇去浮沫，改小火慢煮至熟烂，加入蒜片、精盐、味精、香油、白糖，调味后即可。

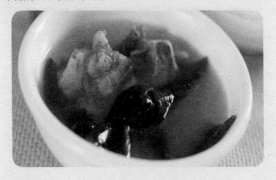

蜜枣核桃仁枸杞汤

【原材料】
蜜枣125克，核桃仁150克，枸杞50克。

【调味料】
白糖适量。

做 法

1 将蜜枣去核，核桃仁用开水泡开，捞出沥干水，枸杞用水冲洗干净备用。

2 锅中加水烧开，将蜜枣、核桃仁、枸杞放入，煲20分钟，再放入白糖即可。

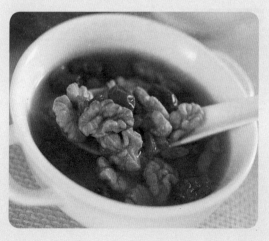

苦瓜海带瘦肉汤

【原材料】
苦瓜 500 克，海带丝 100 克，瘦肉 250 克。

【调味料】
食盐、味精各少许。

做法

1. 将苦瓜切两瓣，挖去瓤，切块。
2. 海带浸泡 1 小时，洗净，瘦肉切成小块。
3. 把所有用料放入砂锅中，加适量清水，煲至瘦肉烂熟再调味。

特别提示

苦瓜一定要去除子和瓤，以免煲出来的汤有苦味。

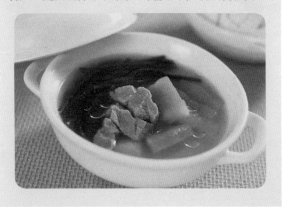

红枣鸡汤

【原材料】
红枣5枚，净鸡肉250克，核桃仁100克。
【调味料】
精盐少许。

做法

1️⃣ 将红枣、核桃仁用清水洗净，鸡肉洗净，切成小块。

2️⃣ 将砂锅洗净，加适量清水，置于火上，放入核桃、红枣、鸡肉，旺火烧开后，去浮末，改用小火炖1小时，放入精盐调味即可。

特别提示

鸡肉炖至熟烂后再加盐。

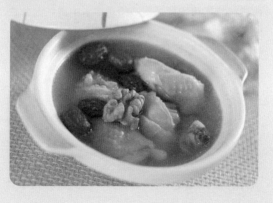

秋葵番茄汤

【原材料】
秋葵250克，番茄100克，牛肉150克。
【调味料】
盐5克、味精4克。

做法

1️⃣ 将牛肉洗净，切成丝，番茄洗净切成块，秋葵切成菱形片备用。

2️⃣ 锅中加油烧热，下入番茄炒匀。

3️⃣ 待熟后再加入牛肉、秋葵，加适量清水炖半个小时后，调好味即可。

特别提示

秋葵在凉拌和炒食之前必须在沸水中烫三五分钟，以去涩味。

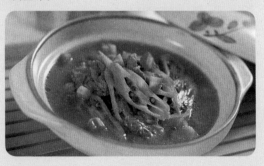

胡萝卜牛骨汤

【原材料】
牛骨500克，胡萝卜1个，番茄2个，花菜100克，洋葱半个。

【调味料】
盐、胡椒粉各适量。

做法

1. 牛骨洗净拆块备用，胡萝卜去皮洗净切大块，花菜、番茄洗净切块，洋葱洗净切片。
2. 放牛骨、胡萝卜块、番茄块、花菜块、洋葱片于瓦煲中，加适量清水煲2个小时。
3. 加胡椒粉、盐提味即成。

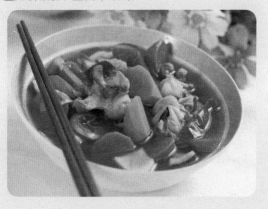

黑芝麻果仁粥

【原材料】
熟黑芝麻10克，核桃仁、杏仁各15克，大米1杯，清水5杯。

【调味料】
冰糖适量。

做 法

1. 将杏仁洗净，核桃仁去皮，大米洗净后，用水浸泡1个小时。
2. 锅置火上，放入清水与大米，大火煮开后转小火，熬煮20分钟。
3. 加入各果仁、冰糖，继续用小火熬煮30分钟，待粥煮好后，加入熟黑芝麻即可。

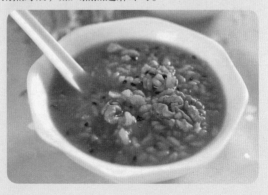

什锦粥

【原材料】
米50克，鸭肉40克，芋头30克，青豆20克，香菇、胡萝卜各10克。

【调味料】
盐适量。

做 法

1️⃣ 将米淘净，加三杯水煮沸后，可以小火煮20分钟。

2️⃣ 将鸭肉、芋头、胡萝卜去皮，洗净，全部切小丁，青豆、香菇洗净，香菇剁成碎末。

3️⃣ 将食材放入沸水中煮熟备用。

4️⃣ 将煮熟的食材放入粥中，焖煮15～20分钟，加盐调味即可食用。

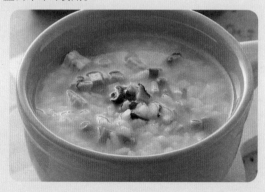

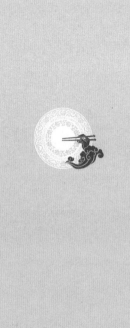